U0069071

Knowledge House & Walnut Tree Publishing

Knowledge House & Walnut Tree Publishing

3

微戰爭

對決瘧疾、愛滋病、流感

王哲／著

目錄

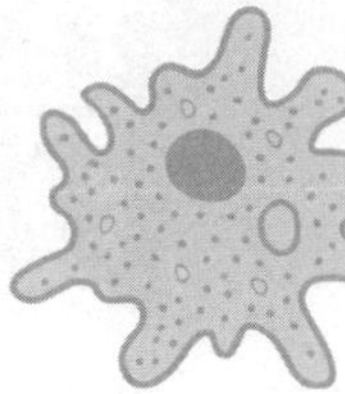

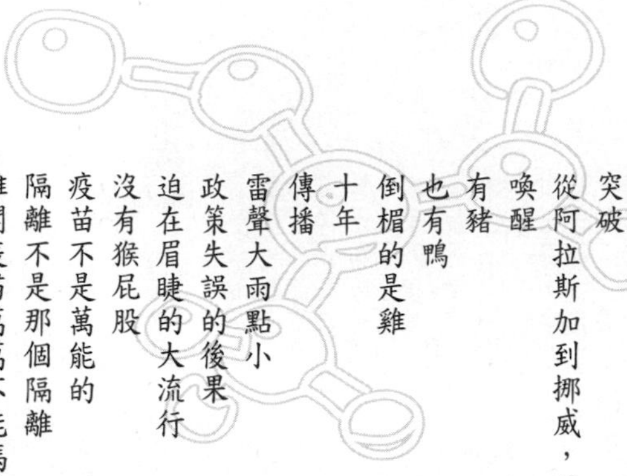

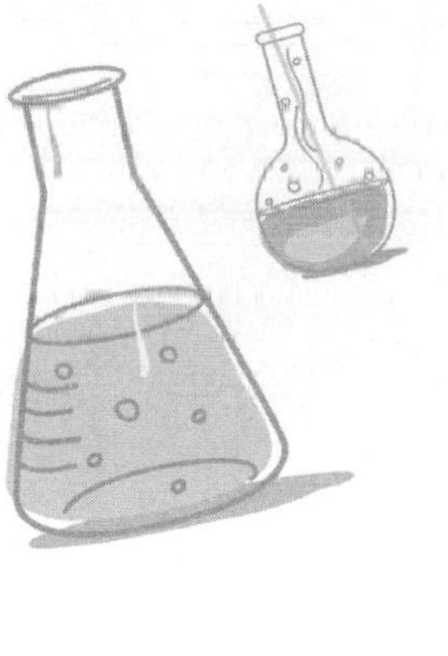

瘧疾

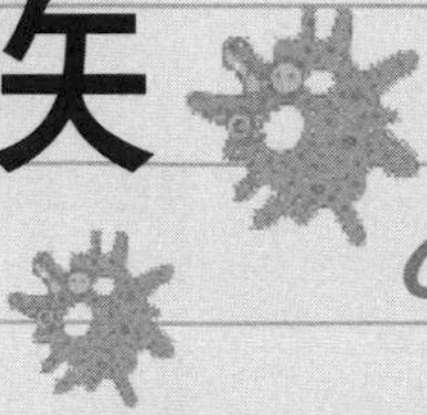

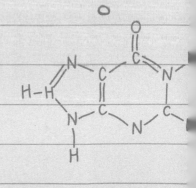

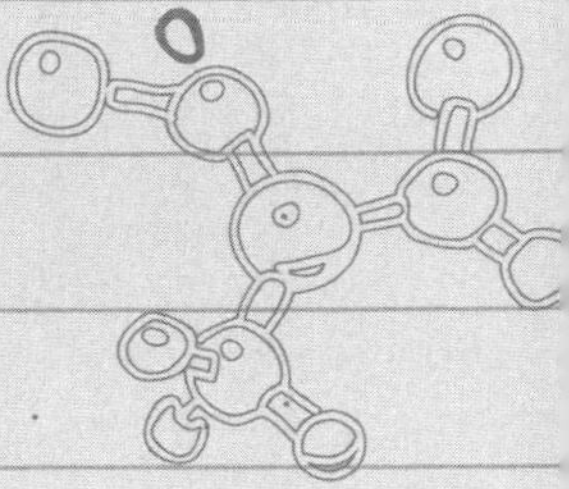

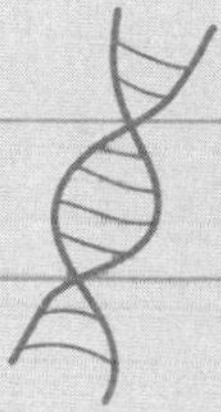

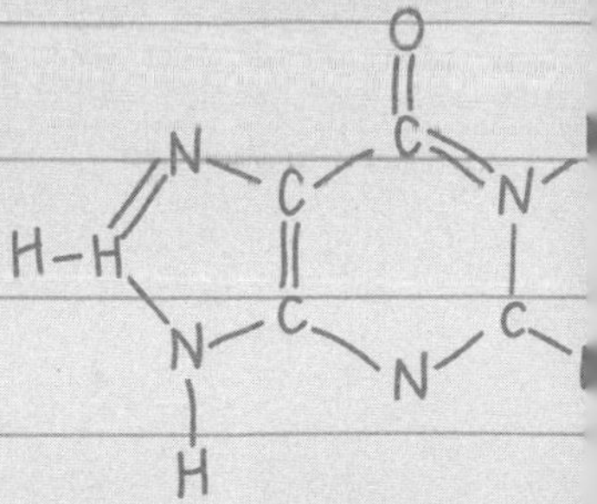

瘧疾
最古老的傳染病

一九八九年底，為了調查中國第一場愛滋病流行的情況，我們來到位於中緬邊境的雲南畹町。當地陪同的人告訴我們，幸虧是冬天來，否則我們很有可能得瘧疾。這是我第一次來到瘧疾疫區，在此之前，只是在文藝作品中看到以「打擺子」的形象出現的瘧疾。

二十年後，定居在美國的我在報紙上讀到一則消息，說的是在當地本縣某社區發現瘧疾病人，該病人沒有出國，甚至沒有到外地旅行，也就是說他是在本地染上瘧疾的，這是大華府地區極其少見的本土瘧疾病例之一。

時至二十一世紀，瘧疾依然是威脅人類健康和生命的最嚴重的傳染性疾病之一。但是，這種傳染病對於生活在非熱帶地區的人們來說，顯得遙遠而陌生。此外，瘧疾似乎只在某些貧窮的地區存在，算不上全球性的健康威脅。在傳染病的歷史上，瘧疾無法和天花、鼠疫等高傳染性疾病相比，在今天，更無法和流感、愛滋病相比。

在現代社會，愛滋病被認為是最嚴重的傳染病，據統計，全球大約有三千五百萬愛滋病毒感染者和愛滋病患者，每年有兩百多萬人死於愛滋病。而與之相比，每年全球感染瘧疾者在三億到五億例之間，死亡人數在一百萬到兩百萬之間，染病者主要是非洲的兒童。每年瘧疾感染者的人數是愛滋病病毒感染者的十倍。地球上每年每百人中至少有五個人感染瘧疾。毫無疑問，就感染人口比例來說，瘧疾才是排名第一的傳染病。

自遠古以來，人類一直遭到瘧疾的傷害。這種傷害的歷史，遠遠長於其他高傳染性疾病。天花和鼠疫在人類中的傳播，最多只有一萬年的歷史，而瘧疾在十萬年，甚至五十萬年前，便在人間肆虐。因此，瘧疾稱得上是人類最古老的傳染病。

一般而言，人類傳染病隨著人口數量的增加而出現，與人類群體生活、從事的生產與貿易等活動息息相關。但瘧疾的傳播卻與之不同，因為它是一種由寄生蟲引起的傳染病，通常以蚊子等昆蟲作為中間環節，將瘧原蟲傳播給人類。

以瘧疾為代表的高傳染性寄生蟲類傳染病之所以從古到今始終存在，是因為其病原體有一個以上的宿主。引起瘧疾的瘧原蟲可以在人體內寄生，也可以在蚊子體內寄生，還可以在其他靈長類動物體內寄生。也就是說，只要蚊子存在，瘧疾就可能在人群中傳播。沒有哪個人一生中不曾被蚊子叮咬過，而如果生活在熱帶地區，受蚊子叮咬的次數會更多。以馬拉威的居民為例，他們平均每年要被蚊子叮咬一百七十次。而這些蚊子中有很大一部分攜帶瘧原蟲，因此馬拉威的人口中有百分之四十到百分之七十身上有瘧原蟲寄生。

瘧疾的傳染性很強，遠非愛滋病可比。每個愛滋病病毒攜帶者能感染兩到十個人，而每個瘧疾患者能感染上百個人。瘧疾的主要傳播者是蚊子。母蚊子在產卵之前要飽餐一頓鮮血，如果此時牠所叮咬的是一個瘧疾患者，瘧原蟲就會進入蚊子體內，其孢子存在於蚊子的唾腺中。當這隻蚊子再叮咬下一個人的時候，瘧原蟲就通過蚊子進入人的血液中，先在肝細胞中增殖，一週後進入紅血球。此人也就成為瘧原蟲的寄主，被蚊子叮咬後，又將瘧原蟲傳給他人。

瘧疾有四種類型：間日瘧、惡性瘧、三日瘧和卵型瘧，是由同一種瘧原蟲所致。其他種類的瘧原蟲只能在人類以外的動物身上寄生，包括靈長類動物、齧齒類動物和鳥類。這四種類型的瘧疾，其症狀相差不遠，都是發燒、寒戰、劇烈頭痛和肌肉痛。發燒通常是間歇性的，為期兩到三天，但會反覆發作。但是，惡性瘧不會出現間歇性發熱的症狀，因為病人很快便會昏迷，隨後死亡。多數致死病例都是惡性瘧造成的。

在漫長的歷史過程中，瘧原蟲發展出了極強的適應能力。它在人體內是無性繁殖，在蚊子體內則變成有性繁殖。相對於其他微生物來說，瘧原蟲對宿主的適應性非常出色，因此人類很難從根本上控制瘧疾。

事實上，蚊子和瘧原蟲都先於人類在非洲出現。在四千萬年到六千萬年前形成的琥珀化石中就有蚊子存在；而在三千萬年前形成的琥珀化石中，就有攜帶瘧原蟲的蚊子。也就是說，在人類尚未出現的遠古時代，瘧原蟲寄生於蚊子和其他動物身上。等到古人類出現後，在與其他動物的接觸中，瘧原蟲進入人體，逐漸適應了人類的身體環境，從此開始以人類作為自己的寄生宿主，而蚊子則一直是瘧原蟲的宿主和傳播媒介。

可以說，人類自從誕生之日起，就已經受到了瘧疾的侵襲。到了一萬多年前，人類開始定居生活，從事農牧業生產，基因中的自然選擇速度加快，一些不利於對抗瘧疾的基因消失了。可以說，瘧原蟲在很大程度上影響了人類的基因結構。

瘧疾雖然是最古老的傳染病，但美洲的土著印第安人中並沒有瘧疾。為什麼呢？因為瘧疾是一種流行於熱帶和亞熱帶的疾病，當遠古人類越過白令海峽的陸橋來到美洲時，他們身上肯定有瘧原蟲。但由於跨越兩塊大陸需要的時間漫長，加上北方氣候寒冷，寄生於他們身上的瘧原蟲都被凍死了，在寒冷的地方，又沒有蚊子可以進行傳播。等到到了有蚊子的地方，這批人相當於經過了一場滅蟲之旅，血液中已經不存在活的瘧原蟲了。而美洲大陸本土的蚊子並不攜帶瘧原蟲，因此在歐洲人踏上新大陸之前，這塊土地上沒有瘧疾。

當草原變成了沙漠

瘧原蟲並非在任何種類的蚊子身上都能生存，它只寄生在瘧蚊身上。而且，地球上四百三十多種瘧蚊中，只有大約七十種能夠傳播瘧疾。

瘧蚊早於人類出現在地球上，在自己的地理與氣候領域生存。人類出現後，改變了瘧蚊的生活環境，瘧蚊不得不自我改變，以適應新的環境。這樣，獨特的瘧疾生態環境形成了。

與此同時，寄生在瘧蚊身上的瘧原蟲也在自我改變。對於生物來說，自我生存與繁衍後代，是兩大基本本能。瘧原蟲的自我調整，也是基於這兩種本能進行的。它並不會殺死自己的宿主，因為那樣會導致自己的滅絕。它只是自我調整，使得宿主生病，儘量避免宿主死亡。

瘧原蟲起源於非洲，在幾種瘧原蟲中，三日瘧原蟲應該是比較古老的一種，間日瘧原蟲是之後進化出來的，比三日瘧原蟲能更有效地突破人類的免疫系統，在人體內繁殖得更快。它們都出現於早期人類身上，但當時人類數量不多，單純寄生在人身上無法長期生存，因此間日瘧原蟲既能寄生在人體內，也能寄生在其他動物體內。正因為它們出現在早期人類身上，因此人類在進化中形成的某種特定基因變異主要是針對這種瘧原蟲出現的。

間日瘧是一種每隔四十八小時便發作一次的瘧疾，導致這種瘧疾的間日瘧原蟲在人體內的繁殖，離不開人紅血球表面的一種蛋白，這種蛋白被稱為 Duffy 抗原。如果沒有這種抗原的話，間日瘧原蟲就無法進入紅血球，因此對人也就無害。在瘧疾猖獗的西非和中非地區，當地人中相當一部分經過進化體內 Duffy 抗原越來越少，因此，間日瘧和三日瘧在這些地區便不再構成威脅了。

但是，遠在這進化完全結束之前，瘧原蟲已經隨著人類走出了非洲，世界其他地區的人類 Duffy 抗原陰性比例低，瘧疾便在這些地區流行開來。在歐洲，瘧原蟲逐漸學會了應付天氣的變化，因為歐洲的氣候比非洲寒冷，冬日蚊子要冬眠。但瘧原蟲不會和蚊子一起冬眠，它們在人的肝臟休眠，等冬日過去後再復蘇，以這種方式在人群中長期生存。

在西非和中非，因為 Duffy 抗原缺少，間日瘧基本消失了，只有三日瘧和卵型瘧偶爾在人群中出現。此外，那裡乾燥的草原上常見的蚊子是阿拉伯瘧蚊，主要叮咬動物而不是人類，所以瘧疾主要出現在動物身上而不是人身上。

兩千五百年前，撒哈拉沙漠形成，迫使講班圖語的非洲人離開撒哈拉，進入非洲的熱帶雨林。他們砍伐樹木，建立村落，進行農業耕作，改變了非洲的生態環境。雨水降下，在地面上形成了池塘，也吸引了蚊子。

阿拉伯瘧蚊來到這些新的村落，很快根據這裡的生態環境，進化出一個新的品種——岡比亞瘧蚊。因為有大量方便的供血體，這種蚊子便生活在人群附近。由於人口越來越多、居住得越來越密集，岡比亞瘧蚊無需遠距離飛行即可獲得足夠的鮮血，所以牠們的飛行能力比其他蚊子要弱很多。

這種新的生態環境使得瘧原蟲的生存變得容易多了：沒有寒冷的冬天，血源充足。於是，岡比亞瘧蚊成為瘧原蟲最佳的傳播宿主，瘧原蟲也因為有了這種優良的宿主而產生了突變，出現了針對 Duffy 抗原缺少的變異品種，成為惡性瘧原蟲。

惡性瘧原蟲比間日瘧原蟲強大得多。後者只能入侵百分之二的血細胞，而前者卻能入侵百分之八十的血細胞。進入血細胞後，惡性瘧原蟲也能以更有效的方式增殖，使得人體免疫系統無法產生作用。

這樣，在非洲的人類逐漸進化得缺少 Duffy 抗原以抵禦瘧疾後數千年間，瘧疾經過自我進化，重新出現在非洲。這種惡性瘧的致死率很高，為了與其戰鬥，人類不得不從基因上重新做出反應：出現了另外一種針對瘧疾的基因突變——鐮狀細胞貧血（Sickle Cell Anemia）。鐮狀細胞貧血是一種遺傳性疾病，主要表現為珠蛋白β鏈基因發生單一鹼基突變，細胞由正常的雙凹形盤狀變成鐮刀形。如果孩子從父母雙方各遺傳得到一個異常基因，就會發生鐮狀細胞性貧血；如果孩子只從雙親的一方遺傳到一個異常基因，則不會出現貧血症狀，但會把異常基因遺傳給下一代。

鐮狀細胞貧血可以保護人類，使之免受惡性瘧侵害。人類的單核吞噬系統會將鐮狀細胞連同瘧原蟲一同清除，這樣能把惡性瘧的死亡率降低百分之九十。雖然患鐮狀細胞貧血的孩子有百分之二十五會死亡，第一胎孕婦的死亡率也較高，但對於非洲人來說，以這種基因突變對抗惡性瘧是值得的。慢慢地，這個基因突變在惡性瘧流行區擴散開來，非洲、南亞和中東人中多達百分之四十的人具有這個基因突變。

鐮狀細胞貧血也是班圖語系非洲人對抗瘧疾的利劍。班圖語系非洲人離開撒哈拉前，非洲大陸的其他地方還生活著其他部落，這些部落以打獵和拾荒為生，這種游牧生活不會長時間地和一種蚊子接觸，也就不會產生適合瘧疾的生態環境。隨著班圖人離開撒哈拉，瘧疾也就四處流播。原來居住在那裡的人對惡性瘧沒有抵抗力，只能逃避，使得班圖人在幾千年內佔據了非洲大陸的絕大部分地方，操其他語系的部落被擠到邊緣地帶。

對於外來者來說，由於沒有鐮狀細胞這個基因盾牌，一旦得了惡性瘧，死亡率要比疫區的人高得多。這也是歐洲人一直無法征服非洲大陸的重要原因。十六世紀七〇年代，歐洲人打算奪取非洲的金礦，本來以為會像征服美洲一樣輕鬆征服非洲。結果軍中瘧疾橫行，士兵死了大半，馬匹多死於昏睡病，剩下的人馬也被瘧疾折磨得有氣無力，最後被還處於鐵器時代的非洲人打敗了。一五六九年，前往尚比西河的葡萄牙傳教士和軍人大部分死於惡性瘧。一八四一年，湯瑪斯・巴克斯頓率領的一百五十九人的幾內亞探險隊中，百分之八十的人患瘧疾；而一八二五年去岡比亞探險的一百零八名歐洲人中有八十八人死於瘧疾。來到非洲的歐洲人在一年之內至少死去一半。英國本來把本國的罪犯送到北美服刑，在失去北美殖民地後，又打算改在岡比亞安置罪犯，但是那樣的話，就相當於給罪犯判處了死刑，這才改將罪犯送去澳大利亞服苦役。

羅馬的長城

西元前三二三年六月十一日，馬其頓國王亞歷山大死於巴比倫，年僅三十二歲。亞歷山大是人類歷史上最偉大的軍事天才，在征服了龐大的波斯帝國之後英年早逝。多年的征戰生活使得亞歷山大的健康每況愈下，最後一場發熱奪去了他的生命。導致這場發熱的正是惡性瘧。亞歷山大死後，他所建立的龐大帝國很快分崩離析，馬其頓王國也於西元前一四九年淪為羅馬帝國的馬其頓行省。

誕生於西元前七五三年的羅馬城依台伯河而建，依靠農業興起。台伯河畔本來就滋生著能夠寄生瘧原蟲的黑小瘧蚊，羅馬人的農業生產和城市水利設施為黑小瘧蚊提供了更好的生態環境，而城市的繁榮，居民的聚居，也提供給黑小瘧蚊生存必需的血液。到了西元前兩百年左右，台伯河畔的黑小瘧蚊已經徹底適應了新的生態環境，羅馬的居民也會定期罹患瘧疾。

幸運的是，黑小瘧蚊帶給羅馬人的是間日瘧，不是常常導致死亡的惡性瘧。雖然惡性瘧原蟲經常被商人和奴隸從非洲帶到義大利半島，也寄生在黑小瘧蚊身上，但始終沒有建立起適合自己穩定的生態環境。因為惡性瘧原蟲的生存有賴於不斷地在人之間進行傳播，一旦傳播停止，它們便會死於宿主體內。而黑小瘧蚊並非只吸人類的血，牠們也會吸食動物的血。如果惡性瘧原蟲被黑小瘧蚊帶進了牛或者馬體內，就無法繼續生存。更重要的是黑小瘧蚊會冬眠，對於間日瘧原蟲來說這不是問題，但對惡性瘧原蟲來說，冬眠就等於死亡。

惡性瘧原蟲的理想宿主如北非的羽斑瘧蚊是不冬眠、主要叮咬人類的蚊子，這種蚊子也隨著北非的貨船和旅行者，以及從北非運來的穀物（穀物中有蚊卵）來到羅馬，不過，現實環境使牠難以繁殖。因為羅馬最適宜蚊子生存的環境已經被黑小瘧蚊佔領了，而其他水面是魚類的天下，如果羽斑瘧蚊將卵產在魚類生活的水面，那很快就成了魚食；而侵入黑小瘧蚊的地盤，對羽斑瘧蚊來說更是死路一條，因為黑小瘧蚊能夠釋放出一種化學物，殺死異類蚊子。

在黑小瘧蚊逐漸適應環境的過程中，義大利人和地中海沿岸的其他地區居民也適應了瘧疾，並進化出了自己對抗瘧疾的「殺手鐗」：他們患有遺傳性葡萄糖-6-磷酸去氧酶

（G6PD）缺乏症，這種病俗稱「蠶豆病」，因為他們食用新鮮蠶豆或接觸蠶豆花粉後皆會發生急性溶血性貧血，除此之外，這些人和正常人沒有區別。因為G6PD缺乏，他們的紅血球有缺陷，不適合瘧原蟲生長，或者在身體被瘧原蟲侵入後紅血球便會死亡，生活在紅血球中的瘧原蟲也會一併死去。這樣，有G6PD缺陷的人在對抗瘧疾時有進化上的基因優勢，具備一定的先天性瘧疾免疫能力。而外來的敵人不具備這樣的能力，這相當於使得羅馬人多了一套基因盾牌和一把瘧疾之劍。

佈滿蚊子的沼澤地是羅馬的長城，來自北方的強大的入侵者對瘧疾沒有抵抗力，往往還沒有攻到羅馬城下，就讓瘧疾折磨得潰不成軍，就像威特堡的詩中所言：「當不能用劍保護自己的時候，羅馬通過發熱來保護自己。」羅馬因為瘧疾而強大，成為不朽之城。

雖然有了一定的抵抗力，但羅馬人還是會得瘧疾，包括凱撒在內的很多羅馬人都是瘧疾患者。在長期和瘧疾的共存中，羅馬人對瘧疾有了自己的看法，也逐漸發展出了預防瘧疾的辦法。西元一世紀的古羅馬學者、作家瑪律庫斯・泰爾穆斯・瓦羅是世界上第一個意識到瘧疾是一種微生物傳染病的人。他認為引發瘧疾的生物小到肉眼無法看到，這一觀點完全正確。但他認為這種細小生物是通過嘴或者鼻孔進入人體的，這是錯誤的。

瓦羅的看法並不完全被主流接受，多數古羅馬人認為瘧疾是由壞的空氣引起的。這是古代人對於傳染病的普遍看法，因為傳染病傳播的速度極快，一個瘧疾病人能將瘧疾傳播給上百個人。當時人們並不知道有蚊子這個傳播途徑，認為只有風能夠形成這樣的傳播速度，於是便形成了「風將惡氣四處傳播」的理論。

根據這些粗淺的認識，羅馬貴族們把房子建在山丘之上，認為這樣風可以把細小生物吹走。其實是山上沒有蚊子，所以得瘧疾的可能性就小多了。

沒有能力住在山上的羅馬平民為了避免風吹來這些細小生物，建造了羅馬式的建築：所有的門窗都面對一個廣場，而不是面對荒野。另外，雖然沼澤地離羅馬最近也最適合農業耕作，但羅馬人在開發了一段時間後放棄了，這樣接觸瘧疾的機會就少多了。

在中國古代，人們也形成了類似的觀念。《素問．瘧論》是這樣說間日瘧的：「間日發者，由邪氣內薄於五臟，橫連募原也。其道遠，其氣深，其行遲，不能與衛氣俱行，不得皆出，故間日乃作也。」認為是某種「邪氣」引發了瘧疾。

中醫用小柴胡湯、清脾飲加常山、常山酒等治療瘧疾。而古羅馬是將金銀花放在紅酒中以緩解脾腫大，或者吃七歲鼠的肝臟。羅馬皇帝卡拉卡拉的御醫塞瑞納斯．賽門尼庫斯則建議在脖子上戴一個寫著咒語的護身符，咒語如下：「abracadabra。」對於不信咒語的人，賽門尼庫斯還有其他辦法，比如就著雞蛋和紅酒吃臭蟲。還有一個辦法：連續三天黎明即起，對著一扇窗戶祈禱，在念念有詞中突然將窗戶關上，這樣就可以把瘧疾關在外面。如果患者是男人的話，可以採用另外一種辦法：和一位剛剛來月經的婦女做愛將瘧疾除去，就像古中國人用經血祛邪驅魔一樣。

蓋侖和塞爾薩斯主張使用放血療法。蓋侖對古希臘的放血療法進行了總結，提出根據病人的年齡、症狀、季節、氣候和所在的地方來決定放血量。當時尚未形成血液循環的概念，蓋侖認為血液是人體生產出來以供自用的，且認為血液是體液平衡最關鍵的一部分。這一觀點奠定了沿襲一千七百年放血療法的基礎。

所有的辦法都告無效後，古羅馬人還有最後的辦法：到主管寒熱的費布瑞斯女神廟去祈禱，讓神保佑他們不得瘧疾。

古羅馬人認為，羅馬城會和間日瘧一起不朽。

把城外的沼澤地留給蚊子後，羅馬就無法做到糧食自給自足。不過羅馬軍團天下無敵，帝國的疆域不斷擴大，來自各地的戰利品使得羅馬越來越富裕，有足夠的穀物、橄欖、魚子醬和油，富裕的羅馬人從此可以遠離沼澤地。

但是，世界上沒有永恆之物。羅馬的生態長城可以抵擋對瘧疾沒有抵抗力的北方蠻族，卻防不了來自南方的敵人。羅馬和迦太基爭奪地中海霸權，迦太基軍在漢尼拔的統率下入侵羅馬。迦太基軍來自地中海沿岸，和羅馬人一樣對瘧疾有一定的抵抗力，羅馬的生態長城在迦太基軍面前沒有太大的優勢。漢尼拔雖然沒有攻陷羅馬，但對羅馬的環境造成了嚴重的破壞，大面積的農田因為戰亂而成為荒地，水利設施被嚴重破壞，瘧疾滋生蔓延。

但是，羅馬的生態長城對漢尼拔的雄師還是產生了作用。因為沒過多久，漢尼拔也得了瘧疾，一隻眼睛因此失明了。坎尼戰役之後，漢尼拔在大勝之際沒有攻入羅馬城，這一決策一直為後人所詬病。其實，漢尼拔當時應該是顧忌羅馬的這套生態長城。他知道，一旦兵臨羅馬，他的大軍就會成為瘧疾的奴隸。

羅馬徹底戰勝迦太基後，雖然羅馬城周圍的環境得以恢復，但整個義大利半島的生態環境持續惡化。特別是經過長期的開墾，半島上的森林面積不斷減少，水土流失加快，河床升高，經常出現洪水，適於蚊子滋生的地方也越來越多，來自南方的羽斑瘧蚊有了自己的地盤，從羅馬到西西里，到處都有羽斑瘧蚊的蹤影。此外，羽斑瘧蚊改變了自己的習性，在羅馬人的房屋中過冬，解決了羅馬冬季嚴寒對牠們的威脅。惡性瘧開始在義大利流行。

羅馬人的基因盾牌 G6PD 缺乏症可以抵禦間日瘧原蟲，卻無法抵禦惡性瘧原蟲。因為惡性瘧原蟲不同於間日瘧原蟲，它們對於人類的紅血球沒有那麼挑剔，而且能比間日瘧原蟲侵蝕更多的紅血球。羅馬人沒有鐮狀細胞這個基因盾牌，患惡性瘧後死亡率很高。在這種情形下，羅馬人喪失了以往的進取精神，變得奢侈、殘忍、缺乏自制。偉大的羅馬精神漸漸消失了，羅馬帝國走向衰落。

到了西元五世紀，羅馬分裂成東西兩個帝國。西羅馬帝國處於風雨飄搖之中。蠻族的入侵加上瘟疫橫行，使得羅馬城於四一〇年被哥德人攻陷，隨後是匈奴阿提拉入侵，汪達爾人再次攻陷羅馬。四七六年，西羅馬帝國滅亡。

在此期間，惡性瘧在義大利半島大流行。一九八八年到一九九二年，美國考古學家檢查了羅馬附近一所村莊掩埋的死於西元五世紀的五十具嬰兒的遺體，通過分子生物學的手段，從中發現了惡性瘧原蟲的DNA。

由於惡性瘧的流行，那時義大利半島的嬰兒只有不到半數能夠存活下來，倖存者中也有很多無法活到二十歲。羅馬人的平均壽命嚴重下降，因此西羅馬帝國根本沒有足夠的戰士來抵禦外來的侵略。曾經強大的羅馬就這樣消亡了。

造成羅馬帝國衰亡的原因有很多，瘧疾無疑是其中很重要的一種。羅馬人賴以生存的生態環境被破壞後，由於惡性瘧疾的存在，一直無法恢復原狀，歐洲人從此稱瘧疾為「義大利病」。

羅馬帝國在義大利半島消失了，但瘧疾沒有消失，在其後的一千多年中始終扮演著殺手的角色。從一四九二年到一五九〇年將近一百年間，先後有五位教皇死於瘧疾。每一位教皇死後，從各地趕來參加葬禮的紅衣主教總會有不少在羅馬死於瘧疾，以至有人乾脆拒絕到羅馬來給教皇送葬。瘧疾也得了名字「Malaria」，意思是「壞空氣」。

人類歷史上，在帝國的廢墟上通常會出現另外一個帝國，羅馬衰亡之前也經歷了許多次改朝換代，但西羅馬帝國滅亡後，這片土地上再也沒有出現另外的帝國。雖然歐洲的君主們都渴望有朝一日成為羅馬的皇帝，但在其後的一千五百年中無一成功。在瘧疾的陰影下，羅馬以毀滅的形式得到了永恆。

走出非洲

間日瘧約一萬年前在非洲消失，經過了五千年，出現在古埃及、古希臘、印度和中國這些古典文明之地。在古埃及，科學家從五千年前的木乃伊中查出瘧疾的抗原；在中國，《黃帝內經》被認為是最早記錄瘧疾的書籍；而古希臘人意識到瘧疾是一種季節病，希波克拉底指出這種病在沼澤地周圍出現，將天狼星的出現和瘧疾聯繫在一起，荷馬的詩中將引起發熱的天狼星形容為邪惡之星；古印度人將瘧疾稱為「疾病之王」。中醫用代表殘暴的「瘧」字為之命名，說明這種病之兇惡。到中世紀，間日瘧在世界各大洲都有流行，只有美洲因為有大洋作為天然屏障而得以獨善其身，但與世隔絕的日子也沒過太久。

一千五百年之後，歐洲殖民者和他們帶來的黑奴把瘧疾帶到中美洲和南美洲。由於氣候和環境的原因，歐洲人直到一千六百年之後才開始在北美殖民。來自英國的殖民者在北美東海岸建立殖民點，而當時北美東岸正是蚊子滋生的濕地。

美洲有各種各樣的蚊子，災難瘧蚊生活在佛羅里達沼澤地，搖蚊生活在溫帶雨林，四斑瘧蚊生活在湖邊。由於北美人煙稀少，印第安人可以自由選擇住處，他們都住在高地，海邊的低地基本上無人居住。英國人來到北美的維吉尼亞時，面臨著兩個威脅，一是當地印第安人的威脅，如果進入內陸，英國人可能會被印第安人視為敵人，彼此發生衝突；二是把北美劃為自己勢力範圍的西班牙人的威脅，如果不加防範，英國人很可能會死於西班牙人之手。因此他們選擇了位於島上的詹姆斯鎮安家，這裡和內陸有詹姆斯河相隔，離海邊也有一段距離。這樣的選擇解決了安全問題，但引起了健康問題，詹姆斯鎮的人們一直疾病不斷。

最早到詹姆斯鎮的殖民者中有一位叫納旦尼爾・鮑威爾的人正患瘧疾，間日瘧就由他傳給了本地的瘧蚊，從此在北美生存下來。在英國人殖民北美的過程中，痲疹和天花使得印第安人大量死亡，瘧疾主要在殖民者中流行。

到十七世紀中葉，英國人在維吉尼亞站穩腳跟，鑒於詹姆斯鎮引發的健康問題，他們開始向內陸遷移。維吉尼亞內陸當時尚未開墾，雖然沒有印第安人阻擋，但因為根本沒有路，所以殖民者前進的速度很慢，只能沿河流遷移，這樣就把間日瘧帶進內陸地區。到十七世紀末，維吉尼亞殖民地的間日瘧已經成為常見病。少數英國人來自英國的瘧疾疫區，對瘧疾有一定的抵抗力，但大多數人並沒有抵抗力，他們的健康受到嚴重的影響，常常因為瘧疾而死亡。

英國人選擇的另外一個殖民點是北方的新英格蘭地區，那裡屬於丘陵地帶，加上氣候寒冷，瘧原蟲沒有生存環境，殖民者很清楚地知道這一點，但他們寧可居住在惡劣的環境中，以避免瘧疾的威脅。這個選擇被證明是非常明智的。新英格蘭地區的人口增長率遠遠超過維吉尼亞地區，人均壽命達到六十歲，也大大高於維吉尼亞。每過一代，新英格蘭地區的人口便翻一番，到一千七百年新英格蘭地區的人口已與維吉尼亞相當。而最初殖民新英格蘭的英國人僅為兩萬，殖民維吉尼亞地區的英國人則多達十四萬。

但無論多少殖民者來到美洲，人口繁衍多麼快，美洲大陸還是存在著勞動力嚴重不足的問題，因為當地生活的印第安人，絕大多數死於歐洲人帶來的傳染病。歐洲人把製糖業放在加勒比海的島嶼上，因為這些島嶼離歐洲的距離近，方便運輸，但沒過多久，高傳染性疾病便使得當地人所剩無幾。歐洲無法為美洲提供如此多的勞力，要解決勞動力問題，只能靠黑奴貿易了。

黑奴貿易始於十五世紀，是由葡萄牙人開始的，慢慢地西班牙人、英國人、法國人、荷蘭人都加入進來。一開始，歐洲人只是利用非洲部落之間的仇殺，從西非的黑人部落那裡買來俘虜，或者鼓勵黑人部落相互綁架。但由於美洲發展對勞動力的需求越來越大，到十八世紀，這種辦法已經無法滿足美洲的需要了。歐洲人乾脆進入非洲內陸，直接綁架務農的非洲人，常常整村整村地劫持，這樣一來惡性瘧就隨著黑奴走出了非洲。

從一千七百年到一千八百年，六百萬非洲人被當作奴隸運到美洲。奴隸運輸條件惡劣，大量的奴隸在途中死亡。當然，販奴者的情況也好不到哪裡去，百分之四十五的販奴船船員在中途死於瘧疾或其他疾病。奴隸貿易對於奴隸和船員來說，都是「死亡之旅」。

美洲大陸惡性瘧流行最為嚴重的地方是巴拿馬。因為巴拿馬是太平洋到大西洋之間陸地距離最短的一段，只有四十英里。西班牙人就是通過這裡從大西洋走到太平洋，然後征服了印加帝國。要將印加帝國的財物運回西班牙本土，走海路要繞過合恩角，費時太久，因此西班牙人選擇先將財物運到巴拿馬，走陸路來到大西洋岸邊，再裝船運回歐洲。於是，巴拿馬就成了運輸通道，很多黑奴成年累月地行走在這裡。

巴拿馬的氣候既熱又潮濕，蚊蟲極多。沒有多久，惡性瘧就開始在此氾濫，嚴重到巴拿馬國王親自下令，要求廢棄惡性瘧流行的村鎮。可是重新建造的村鎮情況完全一樣，還是有大批大批的人死於瘧疾。早在一五三四年，西班牙人就打算在巴拿馬修建一條運河，但由於瘧疾肆虐，這一願望根本無法實現。最後只是修了一條小道，在小道的兩端各建一個村鎮，方便休憩而已。

西印度群島也是奴隸貿易的中轉站，惡性瘧在這裡也很快流行起來；接著是北美的卡羅林那，這兩個地方的環境都很適合瘧原蟲生存。到了十七世紀中葉，西印度群島上歐洲人的死亡率是出生率的三倍，那些沒能迅速發財的人都被嚇跑了。

一六八四年，一船歐洲移民在到達卡羅林那之前，聽船長說他上次運來的三十二人一年後倖存的只有兩人後，立刻要求船長返航回歐洲。這種事不是孤例。有時候一船一百三十人，在卡羅林那上岸後，沒過多久就死了一百一十五人。以至於英國人說，誰願意死得快，就去卡羅林那。

已經定居的殖民者還要承受其他的壓力。南卡羅林那殖民者家庭百分之八十五的後代活不到二十歲。在某些地方，三分之一的孩子活不到五歲，其中大部分死於八月到十一月的瘧疾季節。一七五〇年結婚的一對南卡羅林那夫婦共生了十六個孩子，只有六個活到成年。

在這種情況下，西印度群島和北美南部殖民地的勞動力就更缺乏了，對黑奴的需求量也就越來越大。很多黑奴因為 Duffy 抗原缺乏，對間日瘧徹底免疫，百分之三十到百分之四十的黑奴帶有鐮狀細胞基因，能夠抵抗惡性瘧，因此，黑人比白人更適合在這些地方生存。於是，這兩個地方的白人殖民者願意花大錢買非洲黑奴，價格是印第安奴隸的兩倍。這種情形使奴隸貿易更加發達，形成了美洲南部殖民地特有的奴隸型經濟。直到美國建國後，南部各州依然堅持奴隸制，和北方產生了嚴重的分歧，導致美國差點走向分裂，要靠一場殘酷的內戰才解決爭端。

蚊子毀滅了一個國家

西班牙帝國即便在最強盛之時也無法征服巴拿馬地峽的瘧疾，等到它衰落之後，就更沒有力量開發這條通道。十七世紀末，另有人打起了巴拿馬的主意。

這是一位蘇格蘭人，叫威廉・派特森。派特森在西印度群島靠貿易發了財，回到英國，向詹姆斯二世治下的政府提出「達瑞恩計畫」。但英國當時正和法國交戰，不願因開發巴拿馬而得罪西班牙，另樹強敵。而且，這個計畫也會影響英格蘭東印度公司的利益，因此詹姆斯二世對他的計畫不予支持。派特森又到神聖羅馬帝國和荷蘭去兜售「達瑞恩計畫」，都碰了釘子，最後他在蘇格蘭獲得了支持。

當時蘇格蘭和英格蘭以王位聯合模式結合，但英格蘭並不讓蘇格蘭染指美洲貿易；歐洲其他國家也都死死佔據自己的份額不放，洲際貿易被幾個國家瓜分了，其他國家無法染指。加上蘇格蘭自身的原因，當時較為貧困。蘇格蘭人看到其他國家靠海外殖民富強起來，也想走這條路，因此支持派特森的計畫。派特森看中了巴拿馬，他並不想像西班牙那樣修建運河，而是計畫開拓一條貿易之路，以縮短和東方之間的交通距離。

派特森並沒有到過巴拿馬，他對巴拿馬的瞭解都來自書本，特別受到了蘇格蘭籍年輕海盜內爾・韋弗經歷的啟發。韋弗十六歲的時候到東印度群島當醫生，不知怎麼回事就成了海盜，一次受傷後被丟棄在巴拿馬地峽東端的達瑞恩，在叢林中和當地土著人生活了幾個月。韋弗筆下的巴拿馬叢林非常富饒，那裡的食物足夠供應幾百人的探險隊。他的記載給了派特森靈感：在巴拿馬修一條大路，將此路控制在蘇格蘭人手中，靠貿易中轉的利潤讓蘇格蘭成為一個強大的國家。韋弗的書中也提到巴拿馬多雨這一事實，但派特森並沒有當回事：蘇格蘭也多雨，而且很多蘇格蘭人包括他本人早就殖民美洲了，巴拿馬的雨季能糟糕到哪裡去？

一六九五年，蘇格蘭人成立了「蘇格蘭對非洲及東、西印度群島貿易公司」，開始募集資金。但英格蘭議會撤回了所有英格蘭資本，王室頒令禁止英格蘭各殖民地當局支持蘇格蘭人。但是蘇格蘭人熱情高漲，將大量資金投入這次冒險計畫，一共籌集了四十萬鎊，佔蘇格蘭當時全國總資產的四分之一。

有了這筆鉅款，派特森打造了一支巨大的船隊，帶了一年的食物供應，以及各種可以和其他殖民地交換的貨物。船隊載了一千兩百人，包括四百名蘇格蘭高地的農民。為了讓農民加入探險隊，派特森許諾會在巴拿馬分給每個人五十頃地。

一六九八年七月，殖民船隊滿載著全蘇格蘭的希望起航。但航程一開始就不順利。本應裝載供全體船員一年食用的牛肉和鹹魚，由於當時蘇格蘭正鬧饑荒，被偷工減料，只裝了一半，而且已經開始變質了。途中有四十人病死海上。到了美洲後，在一座島嶼上停留時，幾個人上岸觀光，結果被蚊子咬了。這裡的蚊子攜帶黃熱病病毒，蚊子跟著上了船，於是黃熱病在船隊中流行起來。探險隊讓黃熱病折磨慘了，包括派特森妻子在內的很多人死於黃熱病。

到了達瑞恩後，他們發現韋弗說的沒錯，這裡的確是豐饒之地，隨便抓幾隻海龜就夠上千人吃一頓的。但是好景不長，沒有多久瘧疾便流行開了，等一支西班牙人的小部隊到來時，探險隊只剩下四分之一的人能夠迎戰。

可怕的惡性瘧使得蘇格蘭探險隊無法生存，當得知另外一支西班牙軍隊就要來到的消息後，蘇格蘭人決定逃走。他們拋棄了重症患者，最後只靠兩條船逃離險境。一條撤到了牙買加，在途中死了一百四十人，另外一條回到了蘇格蘭，途中死了一百零五人，派特森在海上病得不能動彈。

探險隊前往巴拿馬的這段時間裡，蘇格蘭國內的饑荒更為嚴重，很多人索性坐船前往巴拿馬找派特森。派特森回到蘇格蘭後，整個國家的夢想便破滅了。而前往巴拿馬投靠他們的人到達後，發現殖民地已經被遺棄，他們中三分之二的人很快得了瘧疾。等西班牙軍隊前來時，蘇格蘭人被瘧疾折磨得毫無鬥志，投降時，有三分之一的人病得無法站立。

這次探險，前後有四千多蘇格蘭人來到巴拿馬，其中兩千人死亡，其餘大多流落在美洲各個殖民地，平安返鄉的人極少。蘇格蘭不但損失了四分之一的財富，上千人為此破產，同時還損失了大量的人口，加上當時在鬧饑荒，更雪上加霜，蘇格蘭的經濟到了崩潰的邊緣。派特森自己就此一貧如洗，靠教貧苦孩子數學度過餘生。

蘇格蘭債臺高築，根本無力償還，英格蘭願意幫助蘇格蘭還債，開出的條件是蘇格蘭加入新的大不列顛。無可奈何之下，蘇格蘭只得同意，獨立的蘇格蘭從此消失。

爆發性流行

十八世紀以前，北美的新英格蘭地區也有河流水域，那裡生活著搖蚊。這種小型蚊子以吸食動物血為生，很少侵擾人類。因此，新英格蘭地區雖然偶爾會從南部傳來幾例間日瘧，但始終未形成流行。

新英格蘭地區多山地，到了十八世紀下半葉，隨著經濟的發展，當地人開始大力興修水利，修建了很多水壩，將水儲存起來以供農業之用。搖蚊一時還無法適應這種新的生態環境，而本來生活在南部的四斑瘧蚊卻得其所哉，自北而南，很快便在這裡生存下來，瘧疾也隨之流行。

就在此時，美國獨立戰爭打響了。新英格蘭人加入大陸軍，隨著軍隊南征北戰，瘧疾便在大陸軍中盛行，常常一個團有一半人得瘧疾。

接下來，美國南北戰爭又給了瘧疾一次大流行的機會。南北戰爭中，北軍一共出現了一百三十萬例瘧疾病例，死亡一萬多人。一八六四年，駐紮在路易斯安那和阿拉巴馬的所有北軍軍營都流行瘧疾，一半兵士染病。等戰爭結束，軍人回家，又把瘧疾帶到美國東北部，引起了又一次瘧疾大流行。

由戰爭引起的最嚴重的一次瘧疾大流行發生在第一次世界大戰期間的馬其頓前線。

一九一五年，六十萬法軍、英軍和義大利軍隊在法國將軍莫里斯．薩拉伊的指揮下進入斯特魯馬河谷，幫助塞爾維亞軍隊對抗保加利亞軍隊。斯特魯馬河谷生活著深色瘧蚊和五斑瘧蚊，因此間日瘧、三日瘧和惡性瘧在這裡都存在。當地人和飼養的牲畜住在一起，給了同時吸食人和動物血液的蚊子良好的生活環境，也使得瘧疾每年在此地流行長達六個月之久。

三國聯軍來到斯特魯馬河谷時，塞軍已經戰敗，聯軍便在谷地安營紮寨，準備進行一場大戰。谷地一下子來了這麼多軍隊，變得擁擠不堪。聯軍忙著砍伐樹木、修建道路，使得山谷水土流失嚴重。

沒過多久，瘧疾就在聯軍中流行起來。此地本來就有瘧原蟲，而聯軍又是臨時從各個戰區抽調的，其中就有一些瘧疾病人。這些病人身上帶著各種瘧原蟲，經蚊子傳播，斯特魯馬河谷簡直開起了瘧原蟲博覽會，地球上有的瘧原蟲都在這裡出現了。當年夏天，聯軍醫院中就住進了三萬名瘧疾病人。上峰不知道底細，催促薩拉伊趕快進攻，薩拉伊回電說，他的軍隊正在醫院中和瘧疾住在一起。

保加利亞軍隊繼續進攻，而聯軍根本無法應付。到一九一七年，醫院裡的瘧疾病人達到六萬五千人，斯特魯馬河谷的聯軍徹底癱瘓。由於地處戰區，病人無法送回後方，只好待在醫院中被反覆感染。軍方本來計畫把醫院和病人撤到馬爾他，但由於水域中有德國潛艇，此計畫無法實施。直到戰爭結束前，重病人才得以轉移到馬爾他。但這樣一來，又使瘧疾在全歐洲流行起來。

在中國，瘧疾同樣和戰爭聯繫在一起。從諸葛亮西征孟獲，到唐天寶年間李宓攻南詔、元大德年間出征滇南，再到清乾隆年間幾次用兵緬甸，只要進入瘧疾疫區，都會損兵折將，甚至「未戰，士卒死傷十已七八」。

非但戰爭，人類對環境的不斷開發也會導致瘧疾爆發性流行。當今世界，仍未被開發的地區大多數是瘧原蟲滋生的地區，當地人早就避而遠之。但隨著地球人口爆炸，資源短缺，這些地區不得不被開發利用，又引起了新一輪的瘧疾爆發。

二十世紀二〇年代對中非銅礦的開發就因為瘧疾流行而無法進行；一九七〇年到一九九六年之間，巴西政府在世界銀行的資助下，在亞馬遜雨林進行農業和礦業開發，結果該地區每年的瘧疾病例從每年三萬例上升到一九九六年的六十萬例，增加數量驚人。

一九八三年到一九九五年，秘魯也對雨林進行開發，到二十世紀九〇年代末，秘魯出現了十二萬例惡性瘧，而九〇年代初，每年的惡性瘧只有一百五十例。

二十世紀九〇年代中期，衣索匹亞政府和非政府國際組織鼓勵農民用產量高的雜交玉米取代傳統的玉米，以提高糧食產量。這種雜交玉米用水多、生長期長，其生長環境適合蚊子繁殖，加上衣索匹亞農民習慣於將玉米種在自己住處和農田之間的空地上，蚊子很容易就能吸到人血。於是，一九九八年到一九九九年，從來沒有瘧疾病例的衣索匹亞高地出現了瘧疾大流行。

二十一世紀初，印度孟買大興土木，到處是深坑積水。二〇〇六年，孟買城市中的瘧疾病例增加了百分之五十；在二〇〇八年夏天的三個月內，孟買共出現一萬四千名瘧疾病人。

近年來，全球氣候朝著適於瘧疾流行的方向發展，使得瘧疾在全球流行趨勢明顯，對人類健康造成了嚴重的威脅。

因為瘧疾這種疾病自人類誕生就已存在，從古到今，人類一直希望能夠征服瘧疾。現代醫藥學的發展在很大程度上是由征服瘧疾這個夢想而推動的。

樹皮

由於瘧疾自遠古以來就與人類同在，各國傳統醫學包括中醫中，都提供了治療瘧疾的藥方，但基本沒有作用。傳統醫學對瘧疾的傳播規律毫無瞭解，因此，在預防和治療上就無法有所突破。

靈長類動物有咀嚼樹葉樹皮的習慣，這種習慣就是為了對付瘧疾而發展出來的，因為植物的外皮和葉子中含有能夠抵禦寒戰的成分。這一習慣被人類繼承下來，世界各地人們吃的調味品，如辣椒、蔥、薑、蒜等，一開始並非是為了口腹之欲，而是為了對抗瘧疾，後來才逐漸變成飲食的一部分。這種情況在潮濕悶熱地帶更為明顯，當地的人們多有吃辛辣之物的習慣。

一六三八年，西班牙王國秘魯總督欽康的夫人在利馬患上了瘧疾，病情非常嚴重。總督的醫生胡安・德・維格曾聽說印第安人用產自安地斯山北部的金雞納樹的樹皮治療發熱，便建議總督夫人冒險一試。總督馬上派人到八百公里外的羅克莎取回金雞納樹的樹皮。維格將之研磨成粉末，加在葡萄酒中，讓總督夫人服下，結果總督夫人的瘧疾居然奇蹟般地痊癒了。

利馬居民聽說這個消息後，要求總督將這種神藥分發給公眾。總督讓人從羅克莎買來大批的金雞納樹皮，磨成粉後，由總督夫人親自分發給民眾，因此，這種粉當時被稱為「總督夫人粉」。一六四〇年，維格陪總督夫人回西班牙，帶了一大箱金雞納樹皮，高價出售後發了大財。

在利馬的西班牙耶穌會醫生阿格斯提諾・薩魯曼布雷諾也將一些金雞納樹皮送回了西班牙。當時耶穌會的胡安・德・盧高被選為紅衣主教，來到羅馬。羅馬多年來瘧疾流行，從教皇到紅衣主教不斷地被瘧疾奪去性命，一到夏季，無論是達官顯貴還是下里巴人，都會感染瘧疾。盧高發現金雞納樹皮粉對瘧疾有特效後，在薩魯曼布雷諾的幫助下，建立了從利馬到歐洲的金雞納樹皮商業通道，控制了金雞納樹皮貿易，將之製成粉在歐洲出售，獲利極其豐厚，因此，這種藥又被稱為「耶穌會粉」。

金雞納樹皮使得耶穌會暴富，但這種藥粉並未得到推廣，原因主要有兩個：其一，金雞納樹皮是由耶穌會引入歐洲的，因此遭到反天主教的新教徒的抵制。對於新教徒來說，這相當於異教的魔鬼粉末。英格蘭的護國公克倫威爾就堅決反對使用這種東西，結果他於金雞納樹皮傳入歐洲二十年後的一六五八年死於瘧疾。

其二，金雞納樹皮粉治療瘧疾，對藥物劑量的準確性要求很高。劑量太大會導致瘧疾病情加重，太小則起不了作用。加上因為有利可圖，市場上出現了用柳樹皮冒充金雞納樹皮的假貨，使得人們心存疑竇。

一六七九年，法王路易十四的兒子患瘧疾，一位叫大寶（Talbot）的英國醫生開了一個秘方，王子的病很快好了，法國為此獎給大寶四萬八千利弗，外加一份終身年金。大寶死後，路易十四發現了秘方原來是加了金雞納樹皮粉、玫瑰葉、檸檬汁的葡萄酒，這樣一來，歐洲人開始信服金雞納樹皮了。

不是每一種金雞納樹的樹皮中都含有抗瘧疾的有效成分，而且，含有有效成分的金雞納樹樹皮必須在合適的時候剝取下來。一六八五年，英國國王查理斯二世得瘧疾後，馬上服用金雞納樹皮粉，可是由於其中並沒有有效成分，查理斯二世於四天後死亡。

一七三七年，法國人查理斯・馬里・德・拉・孔達米納發現了金雞納樹皮抗瘧疾的有效成分；一八二〇年，法國科學家皮埃爾・佩爾蒂埃和約瑟夫・卡芳杜將之分離成功並命名為「奎寧」。為了紀念這兩位成功分離奎寧的科學家，法國人特意在巴黎為他們製作了塑像。二戰期間，德軍佔領巴黎，將塑像推倒，熔化其金屬後製成武器。

奎寧是人類治療傳染病的第一種有效藥物，在人類和微生物的對抗史上，其地位只有牛痘疫苗可比擬。奎寧屬於草藥，但其對瘧疾的治療效果非常顯著。迄今為止，世界各地的草藥，包括中草藥，無一能夠達到奎寧這種神奇的療效。

奎寧的發現純粹是一種巧合，但對於歐洲人來說，奎寧的發現是他們征服世界的一個必然：正因為他們征服了美洲大陸，所以才能找到奎寧。有了奎寧，非洲就不再是「白人的墳墓」。

奎寧問世後，價格一直很高，一般人無法承擔。一八五六年，英國人威廉・哈威・帕金打算用煤焦油製造人造奎寧，結果意外地製成了染料。從染料到其他化合物，最後到磺胺，現代醫藥學就是從試圖合成奎寧而發展起來的。

世界對奎寧的需求量越來越大，到十九世紀末，因為大量採集，野生的金雞納樹已經很少見了，加上原產地國家為了壟斷奎寧，嚴禁金雞納樹種子出境使其更為緊俏。秘魯屬於西班牙王國時，國王有令，任何人去南美都要得到國王的批准，任何有關南美的資料都不得發表。秘魯獨立後，限制更嚴，任何人私運金雞納種子出境，都要處以極刑。歐洲曾有人將金雞納樹和種子偷運出來，但千辛萬苦到了歐洲後，發現環境不適合，無法成功種植。美國獨立戰爭的時候，大陸軍中的奎寧只夠華盛頓等高級將領使用，使得軍中的瘧疾無法得到控制。

讓金雞納樹走出南美，成為人類的又一個夢想。

走出安地斯

和西班牙人、葡萄牙人、英國人和法國人相比，荷蘭人在征服世界的進程中更像商人：能做買賣的時候就不用武力，曼哈頓就是這樣成為荷蘭殖民地的。

一六二四年，荷蘭人來到曼哈頓，遇見了幾位印第安人，雙方一比畫，荷蘭人用六十個金幣買下了曼哈頓島。這買賣算是歷史上最合算的了吧？可事實恰恰相反。

荷蘭人買下曼哈頓後，回國集資成立西印度公司，然後學習英國維吉尼亞殖民地的辦法，招募人來此地開荒種地，結果二十年後一共虧損了五十五萬金幣。這是因為荷蘭人在曼哈頓和英國人在維吉尼亞的做法不同：英國人是把土地分給大家，荷蘭人則是把土地承包給幾個人，再由他們雇人來種地，因為工錢低，雇工素質自然不高，人也懶惰，結果公司一直賠錢。

一六六四年，英國海軍來了，曼哈頓島的荷蘭人自願把曼哈頓交給了英國。英國人雖然白拿到曼哈頓，但也在繼續賠錢，等好不容易把紐約建設好了，美國一獨立，成美國的了。算來算去，這筆買賣中最合算的倒是拿到那六十個金幣的印第安人，因為他們住在紐澤西，賣的是不屬於自己的地方，何況在印第安人的世界觀中，土地是沒有主人的。

曼哈頓計畫是荷蘭人最糟糕的投資之一，但荷蘭人做的另外一個交易則是有史以來最好的生意之一。

查理斯・列格出生於英格蘭的一個商人家庭，一八三六年從學校畢業後便去秘魯，在利馬的一家英格蘭商行中工作。一次，他救了一名落水的印第安人，此人名叫曼紐爾・印克瑞・馬納米，屬於玻利維亞艾馬拉族，為了報答列格的救命之恩，他自願成了列格的僕人。

列格在利馬成為羊駝養殖大戶。一八五九年，他前往雪梨，打算在澳大利亞養殖羊駝

（Alpaca）。他花了一萬五千英鎊，買了幾百頭羊駝去了澳大利亞，結果賠得血本無歸。列格並不氣餒，他返回秘魯，開始打起了金雞納樹的主意。

歐洲人打算將金雞納樹引入歐洲，除了要打破南美的壟斷之外，還因為南美的金雞納樹一直遭到亂砍濫伐，安地斯山的金雞納樹越來越少，長此以往，總有一天金雞納樹會滅絕。一八四八年開始，歐洲人把金雞納樹的種子帶出南美，在亞洲和荷蘭的東印度殖民地種植成功，但這些金雞納樹的樹皮所含的奎寧量很低，無法替代南美原產的金雞納樹皮。

列格離開秘魯的這些年，馬納米一直在玻利維亞採集金雞納樹的種子。他找到了一種罕見的金雞納樹種，據說樹皮所含的奎寧量很高。馬納米花了五年時間採集了幾磅種子，於一八六五年交給列格，列格將之偷偷帶出境，交給在倫敦的哥哥喬治。喬治・列格找到英國政府，希望由政府買下這些種子。但英國政府此前已經幾次花錢買了金雞納樹種，全是低產品種，這次決定不再上當了。列格只好找別人，最後荷蘭政府出錢，以二十美元一磅的價格買下了這些種子。列格在這筆買賣中沒有太大收穫，一八八三年再次去澳大利亞經營一個農場。馬納米則被玻利維亞官方逮捕，受盡酷刑而死。

荷蘭人把這批種子拿到爪哇，因為那裡的海拔和氣候跟安地斯山接近。但是這種金雞納樹非常難生長，它適宜於溫暖、潮濕的氣候，要求冬暖夏涼，全年無霜，年降水量一千兩百毫米以上，分佈均勻，終年濕潤；喜陰，需百分之五十左右的蔭蔽度；要求疏鬆、肥沃、排水良好的酸性砂質壤土或腐殖質壤土等等條件，稍稍不合適就會夭折。荷蘭人非常有耐心和毅力，他們將當地的其他作物全部毀掉，包括低產金雞納樹和橡膠樹，只種這種金雞納樹。經過三十年的努力，這種樹在爪哇種植成功，到一九〇〇年，爪哇出產五百萬公斤的奎寧，佔了世界百分之六十六的市場。到一九三〇年，爪哇產的奎寧佔據了全球百分之九十七的市場。

這筆買賣讓荷蘭人控制了全球奎寧市場一百年，為了對列格表示謝意，荷蘭政府於一八九七年給予七十九歲的列格每年一百英鎊的年薪。列格找到的這種金雞納樹的樹皮一直是生產奎寧的最佳原料，直到一九四四年。

荷蘭獲得金雞納樹後，開始和德國合作，因為德國的化學工業水準高。金雞納樹皮被從爪哇運到德國，由德國化工廠生產出奎寧。一戰開始後，協約國迫使荷蘭不得再將金雞納樹皮賣給德國人，導致德國的奎寧生產業陷入停滯。

因為金雞納樹是不可取代的資源，荷蘭人因此以鐵腕手段控制著金雞納樹皮的價格。如果國際市場上奎寧價格下跌，他們就毀掉一些金雞納樹，美國司法部曾經以荷蘭人違反了美國的反壟斷法為由，沒收了在紐約的五噸荷蘭奎寧，但荷蘭人對此並不在意，美國政府也無計可施。

奎寧的出現曾讓科學家很興奮，有人預言，只需九個月就能徹底消滅瘧疾。但事與願違，奎寧雖然是治療瘧疾的良藥，卻並非所有人都願意服用。因為如前所述，治療瘧疾，對奎寧的劑量要求很嚴格，如果劑量不合適，不僅無法奏效，甚至可能產生極嚴重的副作用。因此，很多人不願服用奎寧。奎寧的副作用包括耳鳴、耳聾、腹瀉、頭痛和視力障礙，有的病人還會出血、白細胞數量下降、血凝等，嚴重者可能會死亡。此外，服用奎寧還會導致「黑水熱」：病人會腹瀉、嘔吐、腹痛，最後流黑尿而死。儘管當時科學家一直沒有把黑水熱和奎寧的副作用聯繫起來，但自從不再用奎寧治療瘧疾後，黑水熱就消失了。

因為使用奎寧存在這些問題，所以，當一九〇二年義大利政府針對本國瘧疾流行的嚴重情況，開始免費為國民發放奎寧時，大家疑心重重，各種謠言四起。結果，發下去的大部分奎寧並沒有被服用，很多農民乾脆拿奎寧餵豬。義大利政府靠奎寧控制瘧疾的設想也落空了。

又一次盲目樂觀

一九二一年，美國駐菲律賓總督花四千美元從荷蘭人那裡買來一批金雞納樹種，在南菲律賓的棉蘭老島上種植成功。到一九四一年，棉蘭老島上每年能生產兩千磅奎寧。

美國被捲入第二次世界大戰時，國防部為部隊準備了六百萬盎司的奎寧，同時向荷蘭和南美下了更多的訂單，自認在抗瘧疾方面已經準備得十分充分了。

不料，情況突變，德國入侵荷蘭。德軍佔領阿姆斯特丹後收到的第一個命令便是將這裡的奎寧全部運往柏林；隨後，日軍佔領南洋，控制了爪哇的金雞納產地。短短幾個月，全球百分之九十五的奎寧落入軸心國之手。

此刻，盟軍則陷入了與瘧疾的苦戰。在新幾內亞，盟軍死於瘧疾的人數是死於戰鬥人數的四倍；百分之七十的澳大利亞軍人患瘧疾；一九四二年瓜島之上的美軍無一例外患瘧疾，整個東南亞的盟軍百分之六十都得了瘧疾。用麥克阿瑟的話說，他的軍人三分之一正在得瘧疾，三分之一剛剛從瘧疾中恢復，只有三分之一能戰鬥。在南太平洋，美軍的瘧疾發病率為千分之四千，也就是說平均每個人在戰爭期間得了四場瘧疾。印度的瘧疾病例也因為戰爭而迅速增加，一九四二年底達到一億病例。這樣一來，美軍的奎寧儲備被徹底用光。

在菲律賓巴丹半島，面臨日軍攻擊的美軍和菲律賓軍中瘧疾爆發，導致軍隊毫無鬥志，最終向日軍投降。這是美軍歷史上投降人數最多的一場戰役，共有一萬五千名美軍和六萬名菲軍投降。這些士兵投降後，在身患瘧疾的情況下行軍上百公里去往戰俘營，這段行程成為十足的「死亡之旅」。對此,《紐約時報》是這樣評論的:巴丹不是因為彈盡糧絕而投降,而是因為沒有奎寧而投降的。面對這種慘痛的狀況,美國人開始指責荷蘭人壟斷奎寧的愚蠢行為:現在日本人有了世界上所有的奎寧,就能夠征服瘧疾流行的中國南方了。

盟軍政府將對抗瘧疾作為最重要的軍事行動。美軍組成了兩百多個瘧疾控制和檢測隊,分別配給在瘧疾疫區作戰的部隊。海軍在運輸中,將瘧疾控制和檢測隊的行動與裝備從第十優先上升到第一優先。同時,美國派人前往哥倫比亞,將所有能找到的金雞納樹皮都運回來,以供部隊使用,還開始種植從菲律賓運回的金雞納樹種子。但遠水救不了近渴,這些都無法應付前線的需要,於是,美國開始大規模研究人工合成類奎寧藥。

從一八五六年開始,就不斷有人試圖人工合成奎寧,雖然一直沒有成功,但也帶動了化學工業和製藥業的發展。德國拜耳公司先後研究出合成抗瘧疾藥「撲瘧奎寧」和「阿的平」。這兩種藥物的出現證明,雖然尚未取得合成奎寧,但人工合成的道路是可行的。

阿的平是拜爾公司大力推廣的藥物,這種藥能在血液中持續起一週的作用,所以抗瘧疾效果不錯。但和拜耳的其他藥物類似,該藥來自染料,會使病人皮膚變黃,而且它對間日瘧效果不如奎寧。一九三四年,拜耳公司又研究出一種新的抗瘧疾藥「氯喹(Chloroquine)」,試驗後,發現此藥對人體而言毒性太大,因此未加推廣。

如今前線吃緊，美國科學家對上萬種化合物進行了篩選，最終發現還是氯喹的效果最好，而且副作用相對較小，就這樣，氯喹於一九四四年起提供給盟軍使用。

一九四七年，美國藥廠開始生產氯喹，這是第一種大眾化的抗瘧疾藥。經過臨床試驗，發現氯喹比奎寧的效果好八到三十二倍。因此，氯喹很快在世界各地被推廣使用。由於氯喹的出現，戰後，金雞納樹的種植和奎寧的生產一落千丈，市場對奎寧的需求嚴重萎縮。

氯喹解決了藥物來源的問題，它的成功推廣給了人們消除瘧疾的信心，當時人們普遍認為，瘧疾會和天花等傳染病一樣被人類征服。但是，瘧原蟲不同於病毒，它們更會躲避人類的免疫系統，也更能夠適應宿主的變化，加上瘧原蟲的種類多，因此，在抗瘧疾藥物使用一段時間後，抗藥性瘧原蟲出現了。

這一情況在二戰早期就已出現。當時盟軍用完了奎寧，只得讓部隊使用阿的平以預防瘧疾。由於阿的平的副作用大，盟軍官兵對之非常抵觸。就連麥克阿瑟本人也不相信阿的平的效果，他要求澳大利亞軍隊醫學總監尼爾．漢密爾頓．費爾利提供確鑿的證據，以證明在戰時，在何種情況下可以使用這種藥。費爾利在澳大利亞進行了人體試驗，證明阿的平確實有效。一九四四年，一萬七千名澳大利亞軍人登陸新幾內亞，上級下令全軍服用阿的平，未服用阿的平的部隊，其指揮官會遭到撤職的處分。

戰役開始後，儘管新幾內亞到處都是蚊子和瘧原蟲，但澳大利亞軍無人得瘧疾，阿的平起到了預防的效果。但是，三個月後，軍中便開始出現瘧疾病例，很快就有三百五十人病倒了。這個消息迅速傳遍全軍，大家本來就對阿的平懷有抵觸心理，見此情形，紛紛開始抗命。軍隊高層認定這種情況是由於士兵沒有按規定服藥造成的，司令史蒂文斯少將強令大家按規定服藥。

這是歷史上為了服藥所下達的最嚴格的軍令。軍方規定，全軍必須排隊吃藥，藥片要由指揮官親手放到士兵的嘴裡，士兵喝水吞咽後要大聲喊出自己的名字。僅此還不成，士兵還必須張大嘴巴，讓長官檢查是否真的吞下了藥片。除此之外，還嚴禁士兵私自暴露身體，就連挽起袖子也要受到懲罰；夜間每兩個小時要吹號叫醒士兵，所有人起床往身上和衣服上噴驅蚊藥。儘管如此嚴防死守，瘧疾病例還是不斷出現，每週起碼有七十例，其中不乏高級軍官。這樣一來，顯然不是士兵不遵守紀律的問題了，軍方只得著手進行調查。

一番調查之後，軍方毫無發現，只好請費爾利前來答疑解惑。費爾利把軍中的瘧疾病人接到凱恩斯進行研究，九個病人，其中七個人的血液中都發現了瘧原蟲，而且，九個人血液中都有阿的平。他認為這有兩種可能，一種可能是病人身體對阿的平的吸收不夠充分；另一種可能是產生了新的瘧疾或其他類似的疾病。

其實情況很明顯，某種耐阿的平的瘧原蟲出現並快速傳播著，但費爾利沒有想到這一點。

氯喹普遍使用後，阿的平退出治療瘧疾的舞臺，這段插曲便被人遺忘了，直到十三年以後。

東南亞叢林

一九五七年，兩名在哥倫比亞工作的石油地理學家被送進美國德克薩斯州達拉斯的醫院，醫生診斷後發現他們得了惡性瘧，但氯喹無法治好他們的病。沒過多久，美國馬里蘭州貝塞斯塔的醫生在治療一位在泰國感染了惡性瘧的病人時，也發現氯喹毫無作用。此時，世界衛生組織（WHO）已經成立了，這兩例惡性瘧原蟲對氯喹的抗藥性被上報給了世界衛生組織。

此後，類似的病例陸續出現。一九六一年，世界衛生組織召集各國瘧疾專家對此進行探討。與會專家認為這一情況值得提高警惕，但就當時來說，並沒有緊迫到火燒眉毛的地步。因為這些病例是散發的，並沒有在某個地區集中出現。專家們也希望找到抗藥性瘧原蟲進行觀察。

令專家們始料未及的是，就在這段時間裡，在東南亞的叢林中，正在發生著一場無聲的巨變。

在東南亞潮濕的叢林裡，生活著兩種來自西太平洋群島上的蚊子：斑鬢瘧蚊和大劣瘧蚊。這兩種蚊子是瘧原蟲、特別是惡性瘧原蟲的理想宿主。一九五七年偶然出現在泰國和柬埔寨的耐氯喹的惡性瘧原蟲在這兩種瘧蚊體內進一步發生基因突變，在其他瘧原蟲被氯喹殺死或者抑制的情況下，這種抗藥性瘧原蟲在二十世紀六〇年代初期成為東南亞和西太平洋地區佔主要地位的瘧原蟲。

氯喹之所以能抑制瘧原蟲，是因為它可以進入瘧原蟲消化食物的食物泡，卻無法作為食物被消化。瘧原蟲雖然努力將之排出體外，但排出的速度較慢，尚未排出，便會被氯喹殺死。但突變出 pfmdr1 基因的瘧原蟲排出氯喹的速度是其他瘧原蟲的五十倍，這樣就能夠在被藥物殺死前將之排出體外。氯喹就這樣使瘧原蟲產生了基因突變。不僅氯喹，其他按照同樣思路研製出來的抗瘧疾藥物也一樣，包括二十世紀五〇年代初問世的另外一種抗瘧疾藥阿莫地喹，七〇年代中期問世的甲基氟氯喹，八〇年代初問世的鹵芬酯和奎納定，都使瘧原蟲產生了同樣的基因突變。

由於抗藥性瘧原蟲群體已經形成，新的合成藥物很快被瘧原蟲耐受，根本用不著像耐受氯喹那樣，要等十二年。乙胺嘧啶在應用於泰國的當年就出現了抗藥性瘧原蟲，甲基氟氯喹於一九七五年上市，一年後抗藥性瘧原蟲便出現了。

使得東南亞抗藥性瘧原蟲群體出現的決定性因素是越戰。一九五九年到一九七五年的越戰，使得抗藥性瘧原蟲從星星之火發展成燎原之勢。

越南衝突開始時，正是抗藥性惡性瘧原蟲剛剛出現之時。大批從來沒有在瘧疾疫區生活過的南越人來到北越，被安置在瘧疾橫行的地區。這些人對瘧原蟲沒有任何免疫力，成為瘧原蟲基因變異的最優良的宿主，抗藥性瘧原蟲得以在這批人中毫無顧忌地繁殖。之後的五到十年之間，越南叢林成為世界上抗藥性瘧原蟲的培養箱。除了惡性瘧之外，間日瘧和三日瘧也同時在越南存在。

一九六五年，美國開始全面捲入越戰，美軍對北越進行轟炸，並封鎖北越的海港，迫使北越在叢林中開闢「胡志明小徑」，將人員和物質運往南方。這樣一來，大批的軍人和民工在抗藥性瘧疾流行的叢林中長期生活，使得抗藥性惡性瘧變得不可控制。一般來說，經過一個月的行軍，北越一個一千兩百人的團只剩下十分之一的人能夠戰鬥。按北越軍人自己的話來說，他們不怕美國人，怕的是瘧疾。在一個一百一十三人的連隊中，死於戰場上的有十一人，而死於瘧疾的則有二十三人。美軍對北越俘虜進行檢查發現，十二名俘虜中有八名的血液中有惡性瘧原蟲。

越戰期間，美軍一樣為瘧疾所苦。一九六二年到一九六三年期間，駐越美軍中出現二十例瘧疾病例，其中十九例是惡性瘧。這個數字逐年增加，有些戰鬥部隊的戰鬥力因為瘧疾而減半，瘧疾造成的傷亡再一次超過戰場上的傷亡。一九六五年到一九七〇年之間，陸軍出現四萬多例瘧疾，七十人死亡。連海軍和海軍陸戰隊都有兩萬四千六百零六例瘧疾，四十六人死亡。與瘧疾有關的疾病佔軍中疾病的百分之七十。整個越戰中共有十萬多名美軍患上了瘧疾。這些軍人回國後，把瘧疾也帶到了美國。於是，在美國多次出現小規模的瘧疾流行。此外，這些退伍軍人身患瘧疾，從而出現健康問題。為解決這些問題，五角大廈投入巨大的人力和物力，希望能夠研究出有效的瘧疾疫苗，但試了二十多種，無一成功，最有效的那種也只有百分之六十五的有效率。

因為越戰，人們終於意識到抗藥性瘧疾已經開始蔓延。在越戰中，美軍有一千八百多人患上了抗藥性瘧疾，但死亡率並不高，只有十二人死亡。這是因為這種抗藥性瘧原蟲沒有發展出對奎寧的完全抗藥性。事實證明，天然藥物依然能起作用，還可以大大地降低死亡率。可是北越只能在香港黑市上買到很少的奎寧，根本無法滿足部隊的需要，部隊還是要靠越來越無力的氯喹。在這種情況下，北越請求中國的援助。

當時中國正處於「文化大革命」期間，科學研究體系崩潰，根本無力進行抗瘧藥物的研究。面對北越的請求，毛澤東親自拍板，要求開始絕密的「5－23專案」，以尋找新的抗瘧疾藥物。其方向並不是像歐美國家那樣走合成藥物的道路，而是對中草藥進行篩選，以期發現有效的抗瘧疾成分，然後提煉或者合成出新型藥物。

青蒿一握

現代化藥物研究是投資巨大而且耗時極長的整體工程，通常來說，能有十分之一的成功率就相當不錯了。藥物研究還需要各方面的基礎，在世界上，只有二戰前的德國和美國有這樣的實力。中國的科學研究水準本來就不高，又經過「文化大革命」的折騰，根本不具備研究新型藥物的能力。尤其是抗瘧藥物，一直是全球藥物研究的重點，在投入巨大人力物力的情況下，幾十年間不過出現了幾種藥物，中國人想自力更生發現抗瘧疾藥物，在當時顯得太自大了。

對中草藥進行篩選更是不著邊際。在此之前，只有金雞納樹來自天然，其餘抗瘧疾藥物都是合成藥物。奎寧的出現完全是運氣，之後再沒有在哪種植物中發現足夠的藥用抗瘧成分，指望從中草藥中發現能夠和奎寧媲美的抗瘧疾藥物，可以說是異想天開。

但既然已經做出了決定，就只能全力以赴。當時科學研究系統受到嚴重衝擊，好在「5－23計畫」可以把科學家從紅衛兵和造反派的手裡解救出來。

一九六七年五月二十三日，中國國家科委、中國人民解放軍總後勤部在北京飯店召開了「瘧疾防治藥物研究工作協作會議」，組織國家部委、軍隊直屬及十省、市、自治區和有關軍區的醫藥科學研究、醫療、教學、生產等單位，開展「5－23專案」，參與的科學研究單位六十多個，科學研究人員五百多名。採取的辦法是一方面大規模篩選中藥，一方面在中醫古籍中尋找治療瘧疾的方劑。對中藥的篩選沒有什麼進展，而通過對中醫古籍的方劑的整理，發現治療瘧疾的常用藥材有兩種，一為常山，一為青蒿。但最初提取後的藥物對瘧疾卻起不到什麼作用。最後屠呦呦在葛洪的《肘後方》中發現了這樣的記載：「青蒿一握，以水二升漬，絞取汁，盡服之。」科學家們才意識到，他們一直使用的高溫提取法，很可能破壞了青蒿的有效成分，因此改用乙醚提取，於一九七二年成功地發現了青蒿素（Artemisinine）。

和奎寧、氯喹相比，青蒿素能更快地殺死瘧原蟲，且副作用小。它與奎寧和氯喹的藥理也截然不同，比後兩者對瘧原蟲的殺傷範圍更大，對抗藥性瘧原蟲一樣有殺傷作用。青蒿素在越戰後期投入使用，使得北越的惡性瘧死亡率下降了百分之三十。

青蒿素是中國微生物學和藥學的一項偉大成就，在短短的五年中，中國科學家居然能夠找到除奎寧之外的另外一種天然藥物，這本身就非常了不起。而青蒿素對於瘧原蟲的殺傷效果還出乎意料的好，成為用現代醫學技術對傳統醫學的成就進行去粗取精的一個典範。但是青蒿素的成功提取和發現奎寧一樣有很大的偶然性，也是無法複製的，後來在愛滋病藥物研究上也曾採取大規模篩選中草藥的辦法，卻沒有得到任何結果。植物本身並沒有預防和抵禦瘧疾的必要，奎寧和青蒿素都是偶然地存在著抗瘧疾的天然成分，除了這兩者外，迄今為止，再也沒有找到任何其他的天然藥物可以對抗瘧疾。

由於青蒿素出現在越戰之間，這種強力抗瘧疾藥物對於中國來說是一個威力強大的秘密武器，因此它被列為國家機密，直到一九七九年才見諸報導。即便在中國國內，也直到一九八〇年之後才開始普遍使用。從一九八〇年到一九九〇年，中國每年的瘧疾病例從兩百萬例下降到九十萬例，完全是青蒿素的功勞。

在很長一段時間內，國際上對青蒿素的瞭解十分有限。改革開放之後，外界才漸漸瞭解到中國有這樣一種抗瘧疾藥物。但世界衛生組織認為中國的製藥業無法達到國際品質控制的標準，因此拒絕承認這種藥，提出將之拿到美國生產，但中方對此堅決反對。中國和西方科學界之間的互不信任也影響了青蒿素的製劑生產和臨床研究。

一九九四年，諾華製藥（Novartis）和中方簽署協議，進行蒿甲醚-本芴醇複方的研製和生產。一九九九年，「Riamet」問世。二〇〇二年，「Riamet」被載入《世界衛生組織基本藥物目錄》，成為多個非洲國家首選的一線瘧疾治療藥品。世界衛生組織、無國界醫生組織和全球基金推薦其為援助用藥。

青蒿素從發現到被廣泛用於治療瘧疾用了三十年，在這三十年間，抗藥性瘧原蟲徹底成了氣候。一九八二年到一九九七年之間，全球的瘧疾病例是一九六二年到一九八一年之間瘧疾病例的四倍。抗藥性瘧疾殺死的人已經超過氯喹挽救的人數了。由於複合青蒿素是氯喹價格的十倍到二十倍，許多貧窮的國家無法負擔。國際組織只得繼續為貧窮國家的瘧疾病人分發氯喹。一九九九年到二〇〇四年之間，百分之九十五的非洲瘧疾患兒還是只能服用氯喹。而在絕大多數情況下，氯喹只起到退燒的作用。這種情況直到二〇〇四年才開始有所改變。

在貧窮國家，複合青蒿素的應用也很不理想。一方面，國際組織資助給當地政府購買複合青蒿素的專款只有不到一半用在購買藥品上，其餘都被挪作他用。而市場上的青蒿素大多都是非標準化生產的，甚至有很多假藥。另一方面，大多數病人服藥不能服滿一個療程，這給了瘧原蟲變異的機會。

就在國際組織終於決定花大錢為貧窮國家購買複合青蒿素的同一年，在實驗動物身上已經發現瘧原蟲出現針對青蒿素的基因變異。到二〇〇七年，複合青蒿素已經對百分之三十的瘧疾病例無效。在柬埔寨進行的嚴格的大規模使用青蒿素治療瘧疾的臨床試驗中，雖然其表現仍非常有效，但始終無法徹底消滅瘧原蟲，總有極少數瘧原蟲頑強地存在著。各種跡象表明，和其他抗瘧疾藥一樣，耐青蒿素的瘧原蟲已經出現了，複合青蒿素療法很可能已經是又一個過去式了。

過去一百年間，人類不斷地研製出新的抗瘧疾藥物，瘧原蟲不斷地進行基因變異，那些沒有變異的瘧原蟲滅絕了，變異後的瘧原蟲生存下來。瘧原蟲變異的速度大大地超過了人類研製新藥的速度。

青蒿素的出現本來是一個非常好的機會，有可能讓人類在全球控制瘧疾的流行，但由於政治、經濟以及其他種種因素，導致寶貴的三十年時間被浪費。在這三十年間，小範圍地使用青蒿素，反而給了瘧原蟲變異的機會。在瘧疾全球化的今天，對抗瘧疾也要採取全球化的行動，這一點恰恰是最難實現的。因為瘧疾和一百年前一樣，仍屬於窮人病，必須靠富人的施捨才能治療。

一個幾十年甚至上百年不遇的機會失去，就只好等下一個機會了。下一個新的抗瘧疾藥物出現起碼還需要十年時間，在這十年中，瘧疾會猖獗到什麼程度？

以藥物治療瘧疾是道高一尺魔高一丈，那麼從科學角度講，還有其他手段可以抵禦瘧疾嗎？

是蚊子嗎？

自從古羅馬時代之後，主流觀點一直認為是壞空氣或邪空氣引發了瘧疾。

一七一七年，義大利醫生喬瓦尼・蘭錫西發現瘧疾總是在蚊子很多的沼澤地流行，在排水後會消失一段時間，因此他推斷，瘧疾的毒性並非來自空氣，而是由蚊子傳播的。一八二三年，美國醫生亞伯特・金列舉出蚊子傳播瘧疾的十九條證據。一八五四年，路易士・博泊也認為蚊子是傳播瘧疾的罪魁禍首。但這些見解由於沒有科學上的嚴謹證據而未被廣泛認可。

一八七〇年後，微生物學出現了，各種疾病都是由細菌引起的觀點佔了上風，人們開始認為瘧疾也是由細菌引起的。

一八七一年，義大利共和國成立後，面臨的最嚴重的威脅是瘧疾。建國三個月後，十八萬軍人中有一萬人因為瘧疾躺倒在醫院裡，西西里的兩千兩百名鐵路工人中有一千五百人得了瘧疾。這種情況使得義大利社會迫切地要求科學家找到控制瘧疾的辦法，義大利的經濟就指望著科學家了。

義大利病理學家柯拉多．托馬西-克魯代利和艾德溫．克雷白在羅馬的沼澤地裡採集了空氣和泥土的樣本，在顯微鏡下從這些樣本中看到了桿菌，將這些桿菌給兔子注射後，兔子出現發熱和寒戰的症狀，在兔子的身體中，也找到了這種桿菌。一八七九年，他們公佈了自己的發現，稱這種桿菌為瘧疾桿菌。

這個發現馬上獲得了以羅伯．柯霍（Heinrich Hermann Robert Koch）為代表的微生物專家的肯定，因為它不但非常符合當時微生物學研究的潮流，而且也很好地解釋了瘧疾廣泛傳播的原因：因為空氣中有這種細菌，也從科學上給以前的「壞空氣說」一個解釋。這樣一來，下一步就可以製備細菌疫苗，從而從根本上征服瘧疾。

一八八〇年十一月，法國軍醫阿方索．拉韋朗在阿爾及爾的康斯坦丁用顯微鏡觀察瘧疾病人的血液樣品。當時進行顯微鏡觀察時，要將血樣在化學物中浸泡一下，這個程序會殺死瘧原蟲或將其分解為不可見的形狀。而拉韋朗則直接觀察新鮮血樣。如果在新鮮血液尚溫的時候觀察，那也無法看到瘧原蟲。但這次，拉韋朗放好血樣後並沒有立即觀察，而是去喝了一杯咖啡，十五分鐘後回來，玻璃片上的血樣已經冷卻了，瘧原蟲活靈活現地出現在顯微鏡下，這是人類第一次看到瘧原蟲。

拉韋朗重複觀察了很多次，並且發現在給病人服用奎寧後，血樣中的瘧原蟲便消失了。

雖然他不知道這種東西是什麼，但很清楚，這並不是細菌。回到歐洲後，他發表了自己的發現，但他的發現受到微生物界科學家的一致反駁。法國的微生物學權威認為之所以有這種現象，是因為這個軍醫使血樣受到了污染；托馬西-克魯代利認為拉韋朗觀察到的是死細菌；聲望如日中天的微生物大師柯霍同樣也提出了反對意見。在一片反對聲中，拉韋朗提出另一個無人相信的理論：這種微生物是通過蚊子傳播的。

與此同時，在密西西比河畔，一位叫喬治·斯滕伯格的美國軍醫也在試圖重複托馬西-克魯代利和克雷白的實驗。他在瘧疾滋生地採集來土壤和空氣樣品，回到實驗室裡分離出細菌，然後注射給兔子，兔子果然發起了高熱。可是斯滕伯格覺得這種高熱並不像瘧疾的症狀，覺得應該有對照組，於是他給另外一組兔子注射了自己的唾液，兔子出現同樣的高熱症狀。斯滕伯格肯定自己不是瘧疾病人，也就是說：瘧疾不是所謂的瘧疾桿菌引起的。

因為瘧疾桿菌的理論是如此的完美，微生物學界徹底地忽視了兩位不起眼的軍醫的發現，只有一位遠在中國的英國醫生注意到了。派翠克·曼森出身很不錯，接受了良好的教育，先後獲得醫學學士、外科學碩士和醫學博士學位，一畢業就跑到臺灣，給大清朝海關當醫生去了。在臺灣待了五年後，他轉到廈門，在中國大陸的各個口岸工作了十三年，在一八八三年到一八八九年之間在香港行醫。

曼森在臺灣時開始注意到絲蟲病，這也是一種寄生蟲病。絲蟲病人的大腿或腹股溝會出現腫瘤，腫瘤甚至可能重達幾十斤。在當時的醫療條件下，無論中醫還是西醫對這種病都一籌莫展。曼森以外科切除的辦法對付病人的腫瘤，再長就再切。

一八七四年，科學家在絲蟲病人的血和尿液中發現了絲蟲，找到了病原。曼森開始思考絲蟲是如何在病人體內進行傳代的。絲蟲病是一種傳染病，但很明顯，絲蟲不會通過打噴嚏或者接觸骯髒的東西傳播，那麼絲蟲是怎麼從一個人傳給另外一個人的？曼森對病人的血液進行觀察，發現絲蟲只在晚上出現，白天就不見了，那麼絲蟲又是怎麼消失的？曼森的結論是：絲蟲肯定是被某種吸血的東西帶走了，就這樣，他想到了蚊子。

曼森對這個假設進行了試驗。他將蚊子和絲蟲病人關在一個門窗緊閉的房間，讓蚊子在夜間吸血，早晨把牆壁上那些吸飽了血的蚊子抓起來研究，在蚊子體內發現了絲蟲。

但是，這並不能證明蚊子傳播了絲蟲病，因為曼森從一本自然史中看到，蚊子每夜或一生只吸一次血，也就不可能把絲蟲從一個人傳給另一個人。曼森的解釋是絲蟲本來就生活在蚊子體內，蚊子通過產卵污染了水源，人飲用了被污染的水，因此而得病。這樣就完成了絲蟲病傳播的循環。

曼森讀的自然史中的知識是錯誤的：蚊子每夜不止吸一次血，因此能夠傳播絲蟲病。而曼森之所以相信了那本自然史的說法，是因為他抓來的蚊子的確全死了，他以為蚊子不用再次吸血，其實蚊子都讓他放在玻璃管裡餓死了。

曼森只做過這一次試驗，試驗的病人在悶熱的房子裡待了一夜後死亡，屍體解剖對死因沒有定論。但是，曼森是第一個用科學實驗的辦法證明了蚊子在傳染病傳播上扮演了角色的人。從古羅馬時期開始，人類一直懷疑蚊子是傳染病的傳播源，此時終於被曼森證實了。曼森因此成為現代醫學的創始人之一。

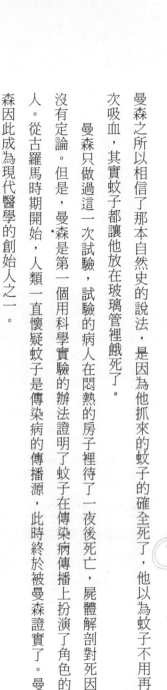

像腸子樣的東西

曼森也知道自己的實驗還很粗糙，應該和其他科學家合作，用最新的微生物學技術對實驗進行驗證，但他無法做到這一點。因為他身處遠離英國本土的中國，而當時中國還沒有現代科學，他無法在當地找到合作者。更重要的是，他的學位是在蘇格蘭的大學拿的，雖然從表面上看，蘇格蘭的大學和英格蘭的大學地位相等，但事實上，從蘇格蘭大學畢業的人根本無法進入英國的科學圈，也正因為這個，曼森才只能到海外當醫生。

在這種情況下，曼森只能去抱棵大樹。當時英國科學界在絲蟲病研究方面有兩位權威：一位是在英國本土的湯瑪斯・科博爾德，另外一位是人在印度的提摩西・路易斯。曼森找的是科博爾德。當時科博爾德正和路易斯掐得熱火朝天，見曼森來拜，馬上將其收在門下，以兩人共同的名義在《柳葉刀》（*The Lancet*）雜誌上發佈了曼森的實驗，以期與之一起成為「蚊子傳播傳染病」這一理論的共同發現人。

路易斯當然不會閒著，他重複了曼森的實驗，並沒有從中發現任何蚊子污染水源導致絲蟲病的證據。但曼森並沒有重複自己的實驗，而是夥同科博爾德一道攻擊路易斯，靠聲音大壓倒了對方。

就在此時，成功開鑿蘇伊士運河的法國外交官和實業家費迪南．德．雷賽布決定開鑿巴拿馬運河。過去在巴拿馬無論是開河還是修路都因為瘧疾等熱帶疾病而以失敗告終，但雷賽布有信心，一來他有蘇伊士運河開鑿成功的經驗，二來他自認為準備充分。在為開鑿巴拿馬運河勘測期間，工程隊中就流行過登革熱、黃熱病、瘧疾等，讓他瞭解了巴拿馬地區的瘟疫現狀；在蘇伊士運河開鑿期間也曾經因為霍亂而導致大量工人生病，他本人也因此臥床一週，妻子和兒子死於霍亂。這一次他請教了歐洲著名的傳染病專家，為了對付瘧疾專門建造了醫院。醫院靠近海邊，因此不會有邪氣，每張病床的四個腳周圍都挖了一個小水坑，以隔絕螞蟻和蜘蛛，醫院建造得和花園一樣。雷賽布認為這樣就能大大減少瘧疾對工程的影響。

等大批的工人來到運河工地後，很快，醫院的病床上就躺滿了瘧疾病人。由於不知道瘧疾和黃熱病由蚊子傳染，雷賽布的那座到處是水的醫院成為蚊子滋生的天堂，瘧疾和黃熱病開始大流行起來。到一八八九年，瘧疾和黃熱病殺死了兩萬兩千人，導致雷賽布的公司破產。這在法國引起了政治風波，大批政府高官和議員受到牽連，雷賽布雖然因為年老而免受處罰，但因為這個挫折也很快去世了。

此時曼森已經回到英國，因為在絲蟲病研究上的成果，加上科博爾德的支持，他擠進了英國科學圈，不僅成為研究絲蟲病的專家，而且試圖成為治療瘧疾的專家。他認為，蚊子傳播絲蟲病，自然也會傳播其他疾病，比如瘧疾。按照他那個水源污染和接觸感染的理論，他認為，瘧疾也是以同樣的管道傳播的。

但是其他人的研究結果不支持他的理論，因為法國科學家發現寄生蟲不可能在宿主體外長期生存，義大利科學家給人喝瘧疾疫區的水，沒有導致瘧疾。但曼森以英國人的傲慢認為法國人和義大利人先入為主，仍堅持自己的理論。這樣一來他就成為眾矢之的。曼森天性好鬥，把全部精力都用在和別人打嘴仗上，根本沒時間到瘧疾疫區去採集樣品，然後用實驗來證明。在這個時候，另外一名軍醫登場了。

羅奈爾得・羅斯也是蘇格蘭人，但出生在印度，父親是英國駐印部隊的一名將軍。羅斯本人對醫學並不十分感興趣，但他父親希望他學醫。他在倫敦上學，成績很一般，只能取得回印度當軍醫的資格。羅斯對此毫不介意，因為在印度當軍醫的收入很不錯，每天只需要工作幾個小時，他可以盡情運動、寫詩寫小說。而他也確實於一八八九年發表了他的第一部小說。

很有藝術家氣質的羅斯雖然對醫學整體上不感興趣，但他對顯微鏡下的微生物世界很著迷，雖然他基本上不知道在鏡下看到的都是什麼，但他用豐富的語言描述了他在一滴血中看到的東西。曼森讀到了他的文章，覺得這個人能夠幫助他證明自己的理論，便用名和利說動了羅斯，兩人合作研究瘧疾。

根據在臺灣做絲蟲病實驗的經驗，曼森讓羅斯把被蚊子接觸過的水或塵土給病人在清晨空腹服下，以期得到陽性的結果。羅斯按照他的吩咐去做，沒想到印度人根本不相信他。羅斯許諾給他們一大筆錢，還是沒人肯吃，大家都認為他是巫師。就這樣，羅斯費了好大勁兒，連蒙帶騙，才有一個人上當。

羅斯對於蚊子和瘧疾基本一無所知，曼森對蚊子的分類和習性也不清楚。羅斯抓來的並不是瘧蚊，而且放在太陽下曬死了，再抓來一些，可是怎麼也不吸血，加上在很多蚊子滋生的地區並沒有瘧疾，以至於羅斯懷疑蚊子到底能不能傳播瘧疾。是曼森讓他不要懷疑，告訴他這不是蚊子的問題，而是有沒有病原的問題。

曼森和羅斯的研究完全是自己掏腰包，所以進展緩慢，而在政府和企業的支援下，義大利的瘧疾研究進展得很好。義大利病理學家阿米卡・比尼亞米在瘧疾疫情調查時發現那裡的居民根據多年的經驗以防止蚊子叮咬為主要的預防瘧疾手段，包括關窗戶、夜裡不出去、不管多熱睡覺也不暴露身體等等，這些情況使比尼亞米意識到是蚊子在傳播瘧疾。他給志願者喝那裡的水、吸那裡的空氣以及注射瘧疾病人的血液，只有注射病人血液的志願者得了瘧疾。

一八八五年，動物學家喬凡尼・格拉西加入比尼亞米的隊伍，他瞭解蚊子，很快確定了兩種蚊子作為瘧疾的宿主。

曼森和羅斯對比尼亞米和格拉西的發現強烈反對，這兩人的財政已經捉襟見肘了。曼森把一切都怪罪在英國政府頭上，指責政府不投入，導致義大利人領先，一八九七年，羅斯自己也得了瘧疾。但他在一隻吸完瘧疾病人血的瘧蚊的頭裡面發現像腸子一樣的東西，覺得很有些意思，就生動地描述了出來。

這東西正是瘧原蟲。

終於到了要真相大白的時候。

蚊子能滅乾淨嗎？

在瘧疾傳播的理論上，比尼亞米從一開始就是正確的，曼森和羅斯是錯誤的，但曼森在倫敦大肆宣揚是他和羅斯解決了瘧疾傳播的問題，特別強調了羅斯的貢獻，使得羅斯名氣大振。一八九八年，格拉西在實驗中通過蚊子叮咬使得志願者染上了瘧疾，最終證明瘧疾是因蚊子叮咬傳播的。柯霍也發現了蚊子是瘧疾的宿主。羅斯回到英國，當了教授，但一直不能找到薪水令他滿意的工作，他對自己的觀點還是很堅持，不相信比尼亞米和格拉西的理論。

一九〇二年的第二屆諾貝爾生理學和醫學獎頒發給了羅斯。這樣一來，他和曼森一樣陷入了口水仗中，因為當時包括英國科學界在內的很多學者都認為義大利人在瘧疾研究上的貢獻最大。

第一屆諾貝爾生理學和醫學獎授予德國科學家貝林。貝林因為以血清療法防治白喉而獲獎。第二屆諾貝爾生理學和醫學獎就授予了瘧疾研究者，說明瘧疾在當時是最嚴重的傳染病，儘管對獲獎者還有爭議，但人類已經瞭解了蚊子這個傳播途徑，可以向瘧疾挑戰了。

拉韋朗獲得了一九〇七年的諾貝爾生理學和醫學獎，這樣諾貝爾獎頒發的前七年，就兩次授予和瘧疾有關的研究成果，足見瘧疾研究在當時的重要性。

在這段時間內，以美國軍醫沃爾特・里德（Walter Reed）為首的一組科學家在古巴研究黃熱病取得重大突破，證明了蚊子是傳播黃熱病的中間宿主。里德獲諾貝爾獎的呼聲極高，但因為他在古巴工作期間損害了健康，於一九〇二年底去世。當時負責哈瓦那衛生的軍醫威廉・戈加斯在哈瓦那組織滅蚊行動，軍人們對所有的蚊子滋生地進行消毒處理，池塘和河道裡放進吃蚊子的魚類，所有開放的蓄水物都消毒或者加蓋，還挨家挨戶逐日檢查，登記所有的儲水用具，一旦發現蚊子卵就處以罰款。這項行動受到當地人的強烈抵制，但戈加斯毫不動搖。當時古巴處於軍管期間，當地人也只能老老實實地照辦。行動開始後半年，哈瓦那的黃熱病絕跡。

但是人們對於瘧疾的傳播途徑還是有疑問，因為在歐洲有很多情況還無法做出科學的解釋，人們認為蚊子也許只是瘧疾的傳播途徑之一，或許還有其他的傳播途徑。有人認為清潔水源才是預防瘧疾的最佳辦法，還有人認為瘧疾是一種血液病。曼森和羅斯努力勸說人們相信自己的觀點，但他們不能像巴斯德那樣用設計出色的科學實驗自我證明，結果並沒有什麼人相信他們。羅斯則認為兩年之內能在熱帶地區消滅瘧疾，這也成了笑柄。獲得諾貝爾獎之後，羅斯一事無成。

在印度，滅蚊行動無法像古巴一樣取得成功，因為一來印度並非處於軍事管制之下，二來印度到處是水坑，有人估計，如果像古巴哈瓦那那樣幹，得動員全印度的人一起填坑。很多人對滅蚊行動很悲觀，認為蚊子和空氣一樣，到處都是。連瘧疾流行最厲害的義大利對滅蚊也不感興趣，因為不可能讓全義大利的人都睡到蚊帳裡面去，義大利的瘧疾直到墨索里尼以三千工人的生命為代價，徹底整治了沼澤地後才得以控制。

而美國則不一樣，美洲的黃熱病非常猖獗，瘧疾也一直在美國各地流行，美國人對滅蚊很積極，政府也大量投入。洛克菲勒基金會成立後，將滅蚊作為重點工作之一，再加上美國的經濟高速發展，很多沼澤地也消失了，蚊子失去了生存環境。

一九〇三年，美國決定繼續開鑿巴拿馬運河，有西班牙和法國失敗的例子，美國在開始運河計畫之前一定要確保不受瘧疾的影響。羅斯福總統命令戈加斯將哈瓦那的經驗用到巴拿馬，以預防瘧疾和黃熱病的流行。

戈加斯出自南方精英家庭，祖父曾任阿拉巴馬州州長，父親曾任南方大學校長，他從小立志進入西點軍校，可沒想到這樣的家庭背景，他居然沒有被西點錄取。受到這個打擊後，他決定學醫，然後去當軍醫，也算實現了參軍的夢想。這個經歷，使他和學者型的里德不同：雖然也是醫生，但他更像個軍人。他本人得過黃熱病，因此對黃熱病有免疫力。不過，雖然有總統的任命，他實際上並沒有什麼權力，手下也只有七個人。

來到巴拿馬後，信心十足的戈加斯馬上頭大。他所面臨的情況和在哈瓦那時完全不同。首先，巴拿馬的蚊子和蚊子滋生地比古巴多多了；其次，傳播瘧疾的瘧蚊和傳播黃熱病的埃及斑蚊的生活習性不同。埃及斑蚊的產卵地很集中，容易被消滅，巴拿馬瘧蚊卻把卵產在水中或者海裡，因此很難消滅。瘧蚊既吸人血也吸動物的血，更何況，巴拿馬的瘧蚊還有好幾種。

那間法國人建的醫院還在，戈加斯一看嚇了一跳：牆上爬滿了蚊子，轟都轟不動，病床周圍也全是蚊子，醫護人員得花點兒力氣才能把蚊子驅走。為了不被蚊子咬，值夜班的護士把自己用繃帶纏得像木乃伊，當地人都知道這裡是傳播瘧疾的地方，盡可能不來這裡住院。

戈加斯馬上給華盛頓發了幾封電報，讓對方火速提供大量的驅蚊劑和殺蟲劑、兩噸報紙（為了把醫院的窗戶糊起來）、大量的紗網（用做紗窗），外加百名受過訓練的護士，以及實驗室的啟動經費等等。

電報發出去後一直沒有回音，戈加斯覺得對方忘記處理了，幾乎要忍無可忍了，華盛頓方面終於有了回音。戈加斯打開一看，第一句話就是：這樣的要求花那麼多錢拍電報，寄封信不就成了？

華盛頓方面提供了實驗室所需經費和紗網，但驅蚊劑和殺蟲劑只給了四分之一，人員給了不到一半，報紙則不能提供。華盛頓方面認為戈加斯在巴拿馬閒得百無聊賴，要靠讀大量的報紙來打發時間，不能用公款滿足個人嗜好，這種和任務無關的請求自然不予批准。

戈加斯沒工夫和華盛頓理論。他趕緊用殺蟲劑對醫院周圍進行了消毒，這一行為引起了運河開鑿指揮者們的不滿：蚊子是野生的，何必費錢去滅蚊？這不是拿錢往海裡扔嗎？

就在這時，黃熱病在運河工程區爆發了，在這裡幹活的美國人跑了四分之三，負責運河開鑿的委員會委員們職責所在，無法離開，乾脆回美國把自己的棺材運來，準備在這裡殉職了。

那就按古巴的成功經驗，滅蚊吧？

不成，派系之爭又出來了。

無心插柳的結果

戈加斯是里德的手下，屬於陸軍系統。一八七八年孟菲斯黃熱病大流行後，國會決定設立國家衛生委員會，在由誰控制的問題上，展開了一場政治惡戰。陸軍醫療隊和公共衛生協會支持約翰·巴恩斯，認為黃熱病屬於衛生問題，應該由公共衛生協會和陸軍醫療隊來控制國家衛生委員會；而海軍陸戰隊醫學總監約翰·伍德沃斯則認為黃熱病應該採取隔離手段治療，因此應該由海軍陸戰隊醫院來控制國家衛生委員會。巴恩斯和伍德沃斯都是軍醫出身，內戰時巴恩斯是北軍波托馬克軍團的軍醫，伍德沃斯是南軍田納西軍團的軍醫。北方的勢力大，巴恩斯一派控制了國家衛生委員會，伍德沃斯自殺。

推翻了瘧疾桿菌說的喬治．斯滕伯格繼巴恩斯任醫學總監，是他提拔了里德。後來出現了黃熱病的細菌說，正好適用於海軍陸戰隊醫療系統和南方各城市的隔離治療法，而里德的蚊子說則支援陸軍醫療系統和北方的衛生觀點，雙方又開始了新一輪的爭論。

巴拿馬黃熱病流行後，滅蚊和隔離的爭論又開始了。支持隔離的勢力很大，要求取消對戈加斯的任命，運河委員會屬於這一派，後來出任總統的戰爭部長、負責監督運河工程的塔夫托也請總統收回成命，羅斯福動搖了。就在這時，一位醫生朋友進言：「你必須在新方法和舊方法之間做出選擇，你必須在因為蚊子而失敗和由於沒有蚊子而成功之間選擇。」

總統為之動容，維持原命。戈加斯有了一支四千一百人的隊伍，二十五萬美元的預算，整個美國的驅蚊劑和殺蟲劑儲備都歸他調遣。

戈加斯已經有了自己的主意了。在整個巴拿馬地峽消滅瘧疾太難了，那裡的居民百分之六十身上有瘧原蟲，而在巴拿馬的其他省，兒童得瘧疾的比率在百分之三十到百分之五十之間，在達瑞恩高達百分之七十的人被瘧原蟲感染。在這種情況下，瘧疾很難控制。戈加斯的辦法是只在運河區消滅瘧疾，把水塘抽乾，進行徹底的殺蟲處理，房子都安上紗窗紗門，甚至讓工人們用手去捏死蚊子。給運河區工作人員大量分發奎寧，連飲料裡都加上了奎寧。不許牲畜進入運河區，任何人不把容器的蓋子蓋好，都要受到懲罰。

美國政府在運河區有絕對的權力，戈加斯得以用這些軍事化管理的辦法，成功地控制了運河區瘧疾和黃熱病的流行，終於建成了巴拿馬運河，將太平洋和大西洋兩個大洋連在一起，這使得美國的海軍可以在兩大洋之間儘快調動，兩洋之間的貿易水準也大大地提高。戈加斯為此名聲大振，後來出任醫學總監。直至今日，他在巴拿馬控制瘧疾和黃熱病的成績依然受到人們的讚揚。但戈加斯本人非常清醒，知道他在巴拿馬的成績是很有限的，他只是在運河區搞了一個瘧疾真空區，並沒有改變巴拿馬瘧疾流行的狀況。

戈加斯用實際成績證明了滅蚊才是控制瘧疾最好的辦法，但這個思路並沒有立即被美國國內接受。一戰前後，美國南部到處修水庫，改變了生態環境，導致瘧疾流行。

一九一四年，阿拉巴馬電力公司在庫沙建好水壩，用於發電，在此之前本地每年有二十五例瘧疾病例。水壩建成之後，超過六百人生病，導致學校關閉，棉花也沒人摘了。當地健康部門要求電力公司採取戈加斯的辦法，被電力公司拒絕，引起七百宗法律訴訟。電力公司請來戈加斯作為專家，證明瘧蚊不可能飛那麼遠，打贏了所有的官司。實際上戈加斯錯了，瘧蚊比他認為的飛得遠。此舉導致一九一六年和一九一七年阿拉巴馬瘧疾大流行，成為戈加斯本人履歷中的一大污點。

真正導致美國和其他工業化國家瘧疾發病率大幅度下降的原因是經濟發展，特別是鐵路的鋪建。有了鐵路，人們旅行時就不再必須經過到處是蚊子的河道，感染瘧疾的機會就少了；加上農業的發展，使得大片的濕地變成了農田，蚊子和人類居住地隔離開了。在羅斯福新政期間，美國也興修了不少水壩，但這時已經採取了預防瘧疾的措施，沒有因為生態環境的變化而引發瘧疾流行。等到一九四二年，疾病控制中心的前身——戰前瘧疾控制計畫組成立時，瘧疾在美國已經基本滅絕了。

第二次世界大戰導致瘧疾大流行，尤其是在位於熱帶地區的戰場上，瘧疾引起的傷亡遠遠高於戰鬥引起的傷亡。德國則第一個將瘧疾引入戰場作為武器。

義大利的瘧疾依舊很嚴重。一九四三年入侵西西里的英軍中就出現了兩萬多例瘧疾病例。一九四四年，盟軍進入義大利，當時的羅馬要靠水泵把內地的水抽到大洋中去，以這種方法控制瘧疾的流行。為了減緩盟軍的進攻速度，德軍打算關掉水泵，讓羅馬周圍成為沼澤。但德國瘧疾專家埃里克・馬提尼研究了本地羽斑瘧蚊的習性，發現海水更適合這種瘧蚊的生長。在他的提議下，德軍反過來將海水抽進羅馬，然後沒收了當地所有的抗瘧疾藥。等德軍撤退後，本地的二十四萬五千名居民中超過十萬人得了瘧疾。

歐洲國家和美國都在拚命尋找能夠殺滅蚊子的藥物，以便控制戰時的瘧疾。終於，一種最有效的藥物出現了，它就是雙對氯苯基三氯乙烷，簡稱DDT。

全球行動

DDT早在一八七四年由奧地利化學家奧特馬・蔡德勒合成出來，但它的殺蟲效果直到一九三九年才被瑞士科學家保羅・米勒發現。保羅・米勒因此獲得一九四八年諾貝爾生理學和醫學獎。二戰期間，為了預防歐洲流行的傷寒和熱帶戰場流行的瘧疾而大規模篩選殺蟲劑，發現DDT的效果最好，當時美國農業部對這種殺蟲劑評價極高。

DDT能夠通過打開昆蟲神經軸突的鈣鐵通道，使得在放電過程發生後，又重複後放，最終使昆蟲因傳導中止而死亡。它對小型冷血動物的毒性大，對溫血動物的毒性相當低，因此對人來說很安全。由於DDT不溶於水，因此即便是黏在人的皮膚上也沒關係。反過來講，這一特性使之可以在環境中存在較長時間，殺蟲效果可以達到幾個月。

之前的殺蟲劑，不是藥效持續時間短，就是毒性太大，無法大規模使用，DDT的出現解決了這些問題，盟軍在歐洲戰場上用DDT在大部分地區基本上消除了傷寒。在南亞，盟軍得以控制瘧疾，大大地降低了瘧疾的發病率和死亡率。

二戰之間，DDT開始供給民用，於一九四五年八月在美國市場上市，五天後，美國在日本投下原子彈。這兩件事被聯繫在一起，DDT被稱為「投向昆蟲世界的原子彈」，報紙上、包括疾病控制中心的出版物都用廣島上空的蘑菇雲來形容DDT。和德國納粹科學家之前宣傳的殺死猶太人就等於殺死昆蟲類似，美國科學家宣稱對日本人下毒和對昆蟲、老鼠、細菌和癌症下毒在本質上是一樣的。

DDT一上市就引起美國農民的搶購。一九四四年，DDT在美國的銷售額為一千萬美元，主要被軍隊買走。一九四五年的銷售額為一・一億美元，基本上被農民購買。

農民們用DDT有效地殺死了農田裡的各種昆蟲，提高了糧食產量。受到DDT的鼓舞，有關專家認為人類能夠徹底控制各種有害昆蟲，對牠們進行一場滅絕戰。對DDT的崇拜無處不在，美國農業部長在公開場合說他夢見DDT能在雲中撒子，這樣雨水中就含有DDT。

DDT的出現讓洛克菲勒基金會喜出望外。洛克菲勒基金會抗瘧疾計畫的專家們一直著眼於從滅蚊的角度消滅瘧疾，尤其是弗雷德・索珀。索珀是滅蚊的強烈鼓吹者，不僅是瘧蚊，他建議滅絕所有的蚊子。二十世紀三〇年代，他在巴西和埃及用殺蟲劑進行過滅蚊工作。二戰前，索珀的建議只有巴西一國採用，原因之一是他的政治觀點：索珀同情法西斯，美國的大學拒絕雇用他。一九四四年，盟軍開始滅蚊，撥了上億元經費，此項工作由洛克菲勒基金會負責，索珀得以鹹魚翻身。他宣佈用不到三百萬美元的經費，在兩年內消滅薩丁島上的蚊子。薩丁島人對此反應熱烈，憧憬著沒有蚊子的幸福生活。

一九四六年，薩丁島滅蚊行動開始，索珀雇用了三萬三千人，準備了兩百八十七噸DDT，採取軍事管理的辦法對付這裡的瘧疾宿主羽斑瘧蚊。一九四七年，薩丁島出現了七萬五千例瘧疾，是義大利的瘧疾高發區。索珀在之後的四年中，對島上三十多萬座房屋反覆噴灑DDT，加上對環境進行治理，消除羽斑瘧蚊的生活環境。薩丁島是四面環水，這種環境也有助於滅蚊。行動很成功，一九五一年計畫結束，島上只出現九例瘧疾病例。

與此同時，美國開展了全國滅蚊行動，主要措施是在室內噴灑DDT，五年後瘧疾在美國絕跡。其實在此之前，由於環境和衛生的改善，瘧疾在美國的傳播途徑已經被切斷了，瘧疾的消失指日可待，但這一成果被完全歸功於DDT。

受到這些行動的鼓舞，希臘、委內瑞拉、斯里蘭卡、義大利等國紛紛用DDT滅蚊，都取得了巨大的成效。全球的糧食產量在一九四七年到一九七九年之間增加了一倍，除了化肥的功勞之外，DDT居功甚偉。經過幾年的噴灑，希臘已經很少見到昆蟲了，橄欖的產量增加了百分之二十五。斯里蘭卡的瘧疾發病數從一九四七年的三百萬例下降到一九五六年的七千三百例。

一九五三年，巴西瘧疾學家馬科力諾・坎多執掌世界衛生組織，他曾經和索珀一起在巴西推行滅蚊行動，索珀和他的同事保羅・羅素因此說服了世界衛生組織，於一九五五年開始全球滅瘧疾計畫。

就在這個時候，生態學家開始提出警告，認為這樣會導致生態災難，耐DDT昆蟲包括蚊子也相繼被發現，但世界衛生組織和瘧疾學家們依舊相信很快就能夠徹底消滅瘧疾。羅素希望在全球滅蚊，但世界衛生組織並沒有這種能力，雖然不少國家都在使用DDT，但只有很少的幾個國家和世界衛生組織合作。世界衛生組織估計全球滅蚊需要五億美元，因此特別建立了一個捐款帳號，一年後只收到一千一百萬美元。

在羅素等人的不懈努力下，美國政府終於加入了。一九五八年，美國政府為全球五年滅瘧疾計畫撥款一億美元，之後錢開始流進世界衛生組織的帳戶，很多國家也同意加入這個計畫。計畫很快開始，全球九十二個存在瘧疾的國家攜手行動。在一九五七年到一九六三年之間，美國花費了四・九億美元。

計畫開展得很順利，一九六〇年，十幾個國家消滅了瘧疾，另外十幾個國家的瘧疾病例驟減。印度從年發病七千五百萬例到少於十萬例，斯里蘭卡的人均壽命從四十歲上升到五十七歲，薩丁島的人均壽命從低於義大利全國人均壽命百分之三十上升到高於義大利全國人均壽命百分之三。在希臘、摩洛哥和印尼，稻米的產量增加了十倍，在柬埔寨，土地的價值翻倍。

看起來人類需要的只是時間，治療瘧疾和其他熱帶病的藥物漸漸退出市場，一度非常熱門的瘧疾治療專業沒人學了，瘧疾學家紛紛轉向其他研究領域。人們開玩笑地說，在滅絕瘧疾之前，瘧疾專家先被DDT滅絕了。

毀譽各半

這場全球行動是由科學家主導的人與蚊子之間的戰爭，為此國家之間進行了密切的合作，但是由於教育和知識普及不夠，沒有得到疫區居民的理解和配合。

按計畫，要求在疫區每年灑兩次藥，連續灑四年。灑藥前要求村民帶著食物離開，將牆上的照片和擺設拿下來，靠牆的傢俱也要搬開。但等灑藥隊進村，卻發現家家戶戶都鎖著門，大部分房屋無法灑藥，因為村民們擔心回來時，家裡會有一屋子藥味。還有人要求自己灑藥，結果卻將DDT拿去在黑市上出賣，只是在屋子裡隨便灑點水。

很快人們發現，灑藥後，不僅昆蟲死了，連家養的雞也被毒死了。在馬來西亞，房頂上的毛毛蟲死了，房頂也塌了。在婆羅洲，貓因為吃了被毒死的蟋蟀而死得乾乾淨淨，村子裡沒有貓，老鼠成災，不僅毀壞了稻田，而且帶來了疾病。為此，世界衛生組織建立了一個募捐中心，要求大家捐獻貓，送給村民；對於遙遠的地區，由皇家空軍把貓空投下去。在越南，越共認為灑藥隊是來收集軍事情報的，官方只好派軍隊護送。在印度，以甘地為首的民眾反對灑藥，認為這有違他們的宗教信仰。這些因素都使得很多疫區沒有完成灑藥要求，而這種低劑量的噴灑反而有助於蚊子抗藥性的生成。

這場全球行動也沒有考慮到監測的難度，灑藥還好完成，但抽樣就難了，很多國家的監測者乾脆偷工減料，隨便採點血去充數。另外，各國廣泛使用 DDT 作為農業殺蟲劑，對於蚊子來說，這也是一種低劑量的促進基因變異的行為。

抗藥性蚊子的報導一直沒有斷過，一九六二年，世界衛生組織宣稱抗藥性蚊子的存在不會影響消除瘧疾計畫，與此同時，英國皇家熱帶醫學和衛生學會則得出相反的報告，認為抗藥性蚊子的出現已經嚴重影響了滅瘧行動的進展。

美國國會對這項行動的撥款於一九六三年到期，羅素等人到美國國會作證，認為撥下的款項不夠，花光了錢也只能完成預定計畫的一半，要求繼續並擴大撥款。國會正在就此激烈辯論，瑞秋・卡森於一九六二年出版了暢銷書《寂靜的春天》，講述了藥物對生態環境的破壞，其中就包括DDT，這本書引起了公眾的注意。卡森在書中做出了準確的預言：即便繼續滅蚊，也無法達到消滅瘧疾和黃熱病的目的，因為蚊子會產生抗藥性。後來的試驗證明，花七年時間，就會催生具有抗藥性的蚊子，不僅DDT，其他殺蟲劑也是一樣。

《寂靜的春天》的出版，如一石入水，激起千重浪，徹底粉碎了因為DDT而出現的科學迷信，讓人們重新意識到人與自然之間平衡的重要性，意識到環境保護的重要性。DDT的半衰期超過三十年，在環境中長期存在，會造成嚴重的污染；它不分青紅皂白地把所有的昆蟲都殺死，會導致生態災難。蚊子對DDT很快產生了抗藥性，DDT的效果也不再明顯。當然，全球滅瘧疾行動還是很有成績的，救了無數人的生命。一九七〇年，世界衛生組織終於承認了抗藥性的問題，一九七三年建議各國換用其他藥物。美國則於這一年禁用DDT。

除了用殺蟲劑滅蚊外，還有一些國家在食鹽和麵包裡加入氯喹抵抗瘧疾，這個做法進一步促進了瘧疾的回潮。一九六三年，美國國會的撥款期限到了，全球年瘧疾病例從三・五億下降到一億例，達到歷史最低點，二十世紀六〇年代，人們觀念上出現了一個巨大的轉折。原先舉世公認，人類面臨的最大的威脅是疾病，從這時起改為人口過多。滅蚊行動雖然延長了人的壽命，但並沒有推動經濟發展，反而導致嚴重的經濟問題。瘧疾病例減少，糧食產量不能滿足需求，更多的人來搶奪本來就有限的資源，不死於瘧疾的人們反而死於飢餓。因此羅素被稱為「危險的科學家」，他製造出來的問題比他解決的問題多多了。

一九六三年後，美國國會不再為全球滅蚊行動撥款。美國本土已經有足夠的DDT了，鳥吃了被DDT毒死的昆蟲後死了，牲畜吃了帶DDT的昆蟲和草，就把DDT帶進人的飲食中。早在一九五五年，美國人每天吃進去的DDT就達一百八十四毫克。

美國不撥款，世界衛生組織和其他國際組織捉襟見肘，瘧疾病例就開始回升。斯里蘭卡在一九六三年只有十八例瘧疾，六年後超過五十萬例；同一時期，印度的瘧疾病例從五萬例上升到一百萬例，阿富汗從兩千三百例上升到兩萬例。

羅素斷絕了和科學的一切聯繫，索珀在回憶錄中隻字不提這個計畫。

中國於二〇〇七年禁止生產DDT，印度是當今唯一一個仍然在生產和使用DDT的國家。

對於DDT和這項全球滅瘧行動，今天的看法是毀譽參半。但不管評價如何，DDT的效果都不再存在了，蚊子和瘧疾重新出現。現有的其他殺蟲劑比DDT好不了多少，生物殺蟲劑和對瘧蚊進行基因改造的工作等都沒有達到可以廣泛應用的程度。

另外一方面，瘧疾疫苗的研究一直沒有大的進展，由於瘧原蟲在每個生長階段都自有特點，人體無法對其產生有效的免疫力。最有效的疫苗也不過能達到百分之六十五的預防程度，以至世界衛生組織始終不贊成研究瘧疾疫苗。近年來對瘧疾疫苗研究的投入很大，但到目前為止，尚未見到曙光。

人類和瘧疾的戰爭，一言以蔽之：從頭來過。

瘧疾

第二類法定傳染病
主要傳染途徑—蟲媒傳染

瘧疾是一種由瘧原蟲所引起的傳染病，全球每年感染人數約 2.07 億，死亡人數約 62.7 萬人。臺灣光復初期瘧疾感染極為嚴重，當時總人口數為 600 萬人，其中約有五分之一的人口感染瘧疾。1946 年開始政府投入瘧疾防治工作，1965 年世界衛生組織（WHO）正式將臺灣列入瘧疾根除地區。

依感染人類的瘧原蟲特性，可分為間日瘧、三日瘧、熱帶瘧、卵形瘧；其中以間日瘧及熱帶瘧最常見。

臺灣自從成為瘧疾根除地區後，除 1972 年北臺灣沿海，曾出現零星「當地新染病例」、1995 年醫院內感染及 2003 年臺東出現兩例介入感染外，其餘的病例都是在國外感染後，在臺灣發病確認的境外移入個案，每年境外移入病例大約 10 至 30 例，主要是在東南亞地區、非洲及大洋洲感染。

變及昏迷。

預防方法：

（一）出國前請先了解瘧疾感染危險地區。世界衛生組織公布，目前仍有108個國家為瘧疾感染危險地區。

（二）服用預防藥物：請儘量於出國前一個月，先向醫師諮詢，評估感染之風險、預防性投藥之需求。即使正確使用預防用藥，並不保證百分之百的保護力，因此個人防護措施也相當重要。

1. 出國超過3個月之行程，較不建議使用瘧疾預防藥物，請蒐集當地醫療資源後，若出現可疑症狀請立即就醫治療。

（三）避免蚊蟲叮咬。

1. 避免在黃昏以後到黎明之間外出。

2. 若需外出時，應著淺色長袖、長褲衣物，裸露部位可塗抹衛生福利部核可（含DEET）之防蚊藥膏或噴防蚊液。

3. 選擇有紗門紗窗且衛生設備良好的飯店。

4. 睡覺時可使用蚊帳，檢查蚊帳是否有破洞，蚊帳內是否有蚊子，需要時可噴殺蟲劑。

資料來源：衛生福利部疾病管制署 http://www.cdc.gov.tw/

傳播方式：

臺灣地區主要病媒蚊是矮小瘧蚊，當被感染且具傳染能力的瘧蚊叮咬人時，將瘧原蟲注入人體，導致感染瘧疾。

此外、輸血、器官移植、注射藥物也可能感染瘧疾、生病的母親經由胎盤也可能傳染瘧疾給嬰兒、也曾經發生過實驗室操作不當導致感染的意外。

潛伏期：

大多數人感染後，隨瘧原蟲種類不同而有差異，症狀可能於 7 天至 30 天內出現。

感染惡性瘧原蟲的潛伏期較短，間日瘧及卵型瘧兩種原蟲有可能潛藏在肝臟內達數月至數年之久，預防藥物的使用，也會延遲症狀出現的時間。

發病症狀：

感染瘧疾早期的症狀與一般感冒類似，最主要的症狀為發燒、畏寒接著冒冷汗。也可能出現其他症狀，如頭痛、肌肉痛、關節痛、噁心、嘔吐和疲倦，如果沒有接受適當的治療，數天後會出現間歇性或週期性的畏寒及顫抖、發燒及出汗等症狀，嚴重者可能導致脾腫大、黃疸、休克、肝腎衰竭、肺水腫、急性腦病

愛滋病

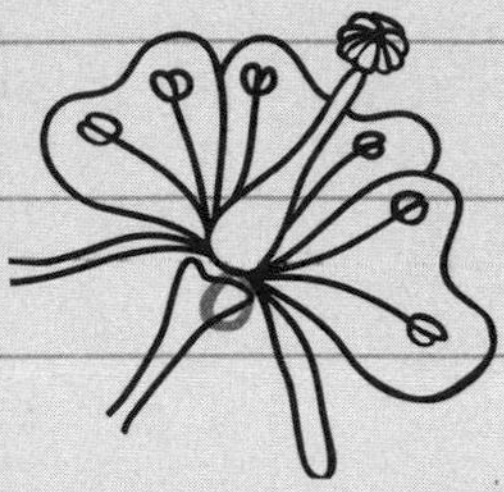

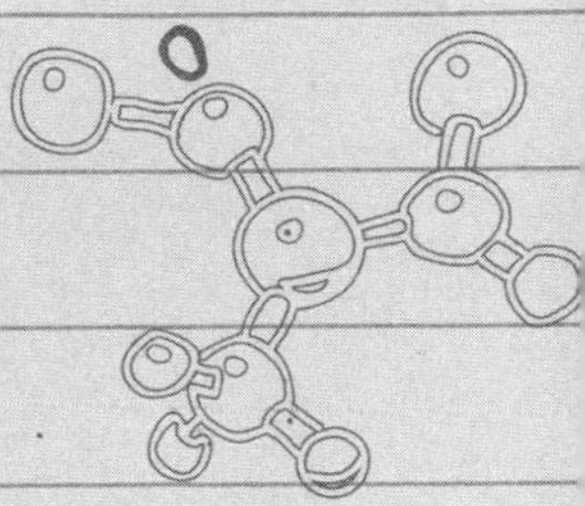

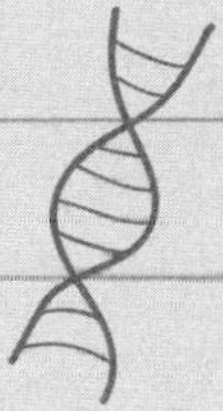

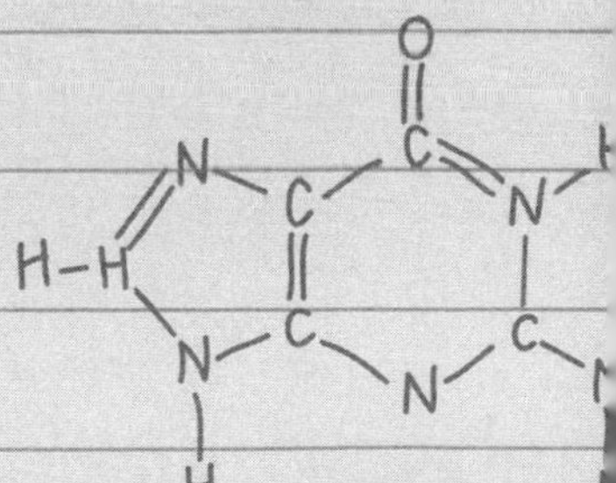

愛滋病 橫空出世

二十世紀前八十年是人類征服傳染病的年代，從第一屆諾貝爾生理學和醫學獎授予抗血清的研究開始，人類在這八十年間通過藥物和疫苗一個又一個地征服了傳染病，一九七九年世界衛生組織宣佈天花病毒滅絕，是這個時代的頂點。從琴納（Edward Jenner）發明牛痘疫苗到天花病毒滅絕，一共經歷了一百八十多年的時光，看起來，雖然並非一代人所能夠完成，但只要經過不懈的努力，就能夠將一度不可一世的傳染病徹底消滅，人類征服傳染病的信心因此達到了頂點。在世人眼中，雖然傳染病還很多，但對於人類來說，以後都是減法了，傳染病會越來越少，直到有一天，人類會進入傳說中的「無疾年代」。

但是，剛剛進入八〇年代，一聲驚雷，讓減法突然變成加法，一種新的傳染病出現了，它就是愛滋病（AIDS）。

每一代人都有自己的戰爭，愛滋病就是當前這一代人的戰爭對象。愛滋病已經成為這個時代的象徵之一，將來的人談論這個時代，將無可避免地談到愛滋病對世界歷史的影響，談到它對今天和將來的文明發展的影響。愛滋病是這一代人不可擺脫的宿命。

我們不可能看到結束，但是我們看到了開始。

就從愛滋病是什麼開始說起吧。

愛滋病是一種病毒引起的傳染病，它的英文縮寫是AIDS，意為「後天免疫缺乏症候群」，從字面看，它是一種後天發生的免疫系統缺陷，很多人認為AIDS是一種性病，但如果將之簡單地歸於性病就過於小看它了。它已經超越了性病，上升到高傳染性疾病的層次了。

愛滋病在二十世紀八〇年代突然出現。那是一個非常微妙的時刻，就在愛滋病出現的幾年前，人類剛剛消滅了天花。之後由於蘇聯解體，預期的第三次世界大戰、核戰爭並沒有發生，說明人類已經學會了自我控制；科學也在快速進步之中，久違的大科學觀點也就是人定勝天的觀點膨脹到了極點。

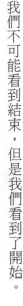

愛滋病出現後，科學界表現出普遍的樂觀態度。科學家們相信隨著科學的進步，這個疾病會被很快征服，大多數科學家預言在二十世紀結束之前，有效的抗愛滋病的疫苗會問世，愛滋病會和肝炎、天花等其他病毒性傳染病一樣，被控制甚至消滅。可是到了一九九七年，疫苗專家一致無比悲觀地宣佈，經過多年臨床研究，現有的疫苗一無是處，必須從頭來過。

愛滋病如同上帝和人類開的一個大玩笑，又像地獄裡魔鬼的一次出擊，這一擊就命中了

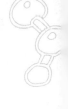

人類文明的死穴。它如同一面鏡子，讓我們看到了這個文明的醜陋和虛弱。每一個生活在世紀之交的人，甚至我們的子子孫孫，都將不得不和愛滋病共存，就像我們的祖先不得不和鼠疫、天花共存一樣，就像我們不得不和流感共存一樣。科學驅散了我們心頭的部分陰影，可是新的陰影又籠罩上來，人類的心頭仍然烏雲密佈。

人類的未來因為愛滋病的出現而變得更加不可預知，但對於愛滋病的過去，由於科學的進步，目前我們已經非常明瞭了。愛滋病的歷史作為一個樣板，可以被用來驗證和預測過去和將來人類傳染病的模式。愛滋病的自然史提供給我們一個觸手可及的傳染病誕生、成長和氾濫的歷程。

愛滋病的最早病例出現在一九七四年底，在薩伊工作的一位丹麥女醫生瑞斯克出現嚴重腹瀉，各種藥物都無法減緩症狀。瑞斯克的體重急劇下降，與此同時，她脖子下和腋下的淋巴結腫大，表明體內有感染，可是醫生們無法確認她是受到了什麼感染。瑞斯克疲憊到無法繼續工作，只好回到丹麥求醫。丹麥的醫生並不比非洲的醫生高明多少，他們得出的結論是某種東西破壞了病人的免疫系統。瑞斯克的身體每況愈下，開始出現各種細菌感染症狀，最後必須借助氧氣瓶才能呼吸。一九七七年十二月十二日，四十七歲的瑞斯克死亡。對她的屍體進行解剖後發現其肺部長滿了卡氏肺孢菌（pneumocystis carinii）。卡氏肺孢菌性肺炎直到一九四二年後才被發現，而且非常罕見。丹麥的醫生們對此大惑不解，因為僅僅是卡氏肺孢菌是不可能導致病人免疫系統如此脆弱的。

世界上有很多罕見的病例是無法解釋的，瑞斯克的例子很自然地被認為是屬於這一類，很快被遺忘了。但是相隔不到三年，一九八〇年，美國紐約市的幾位年輕人也出現了類似的症狀。他們同樣出現淋巴結腫大症狀，進行淋巴切片後發現並不是淋巴腫瘤；他們的淋巴細胞數量下降到了無法抵抗外界細菌感染的程度。醫生們進一步瞭解，發現這幾個年輕人有個相同之處——他們都是同性戀。

在他們身上，醫生還發現另外一種罕見的東西：卡波氏肉瘤（Kaposi sarcoma），這種肉瘤並不會致命，偶爾出現在年老的猶太人和義大利人身上，也偶爾在中非的班圖人身上出現，醫生們也不明白這種腫瘤為什麼會突然出現在年輕的同性戀身上。

這幾位年輕人死於一九八〇年底，屍體解剖後發現他們肺部也長滿卡氏肺孢菌。一九八一年，美國幾大同性戀根據地，紐約、舊金山等地類似的病例不斷增加，因為這種病似乎只在同性戀團體中流行，因此媒體稱之為「同性戀腫瘤」或者「同性戀瘟疫」。但這種疾病並沒有被媒體大肆報導，因為同性戀運動在美國方興未艾。

美國自殖民地時代開始，宗教色彩相當嚴重，同性戀很受壓制，一直被視為一種精神病。直到一九七三年，美國心理學會才把同性戀從精神病的名單上拿下來。二十世紀六〇年代，在性解放的大氣候下，美國的同性戀運動也驟然興起，到了一九八〇年，同性戀已經是一種很時髦的事了。這種新的疾病的出現，看起來只不過是在梅毒、B型肝炎等性傳播疾病之外，又增加了一項罷了。

可是醫生們很快就發現這種病不是同性戀族群的專利，紐約的吸毒者以及吸毒者生下的孩子、佛羅里達的海地移民也出現同樣的症狀，特別是海地移民反覆強調自己不是同性戀。這種情況讓專家大惑不解，直到美國疾病控制與預防中心收到來自佛羅里達的另外一份報告。

報告說一位老人死於卡氏肺孢菌性肺炎，他不是同性戀，也不吸毒，但患有血友病。血友病患者可以活上二三十年，只要定期輸一種稱為「第八因數」的血製品即可。老人的醫生認為血製品不乾淨，導致卡氏肺孢菌進入老人身體。疾病控制與預防中心的專家回答，這是不可能的，因為血製品生產過程中有一個過濾程序，細菌是絕對可以被擋住的。佛羅里達那位想靠質疑大藥廠出名的醫生老老實實地接受了疾病控制與預防中心的解釋，繼續看他的病人去了。

疾病控制與預防中心的專家們很快把佛羅里達州一名小醫生的質疑丟到腦後，但其中有人靈機一動：為什麼老人感染的不可能是某種病毒？因為病毒無法被過濾。一下子所有的事情都被聯繫起來了，是病毒破壞了免疫系統，使得卡氏肺孢菌和卡波氏肉瘤不受免疫系統的控制，而死去的老人輸入的血製品是由很多捐血者的血液混合製成的，其中也許有同性戀或吸毒者的血液。

於是，一種很可能是由病毒引起的新的傳染性疾病被確定了，它針對的主要族群是同性戀者。這時候醫學界還沒有給這個病正式命名。

發現病毒

新型傳染病被確定後，全美同時開始了一系列的研究和追蹤計畫，希望能儘快找到這個新型傳染病的病因，但是科學界遇到了一個大難題：沒錢。

一九八一年，雷根總統上臺，他的執政綱領簡單到只有兩條：縮減開支、減稅。美國政府各部門一下子捉襟見肘起來，連現有的計畫都難以維持，更別說研究一種主要在同性戀族群中傳播的新病了。

其實，也是因為這個新的疾病主要在同性戀族群中流行，主流媒體對之漠不關心。一些同性戀藝術家站了出來，在呼籲加強對這種病的科學研究的同時，呼籲同性戀者們自律。可是這種呼籲基本上是徒勞的，因為廣大同性戀者認為，諸如在公共澡堂聚會等權利是他們奮鬥了多少年才爭取到的，不能輕易放棄。與此同時，這個新的疾病終於有了第一個較為正式的名字：同性戀相關免疫缺陷（Gay-related immune deficiency），簡稱「GRID」。

一九八一年，紐約大學醫學中心治療了一位患卡波氏肉瘤的非常英俊的加拿大空服員，在問診的時候，這位叫杜戈斯的人講述了他在加拿大和美國各大城市的性行為。一年以後，洛杉磯的研究人員確認該市最初的十九個「GRID」病人中有四個和杜戈斯有過性行為，另外四個和上述四個人中的某位有過性行為。也就是說，洛杉磯最早的十九個病人中的八人是被杜戈斯傳染的。其中一個病人在和杜戈斯發生性行為後十個月出現症狀，另外一位在和杜戈斯共度週末後的第十三個月才出現卡波氏肉瘤。這證明了研究人員的另外一個很不祥的猜測：這個病有很長一段時間的潛伏期，這樣一來就更難對它的傳播加以控制了。

GRID 很快在全美一半以上的州出現，在血友病人中也相繼出現。疾病控制與預防中心建議確定新的捐血指南，以勸阻同性戀和吸毒者捐血和賣血為主。因為擔心沒有足夠的血源供給血友病患者，這個建議遭到血友病協會的強烈反對。自然同性戀組織也表示反對，認為這侵犯了他們作為公民的義務捐血的權利。在這種情況下，負責血液規範化的美國食品和藥物管理局（FDA）只能繼續觀望。但是所有的人都同意，應該給 GRID 改一個更合適的名字。

一九八二年八月二日，著名播音員丹・拉瑟在哥倫比亞廣播公司晚間新聞裡提到AIDS這個詞，從此這個新的疾病就被稱為AIDS。

研究人員不知道此病的病因，只能繼續觀望和等待。在觀望和等待中，壞消息越來越多。

一九八一年，舊金山的一位嬰兒因病輸了幾次血，七個月後出現愛滋病症狀。一九八二年秋，研究人員得知，為這個嬰兒供血的十三個人中，有一個死於愛滋病。這是美國第一例確認的通過輸血感染愛滋病的病例，引發了疾病控制與預防中心和血庫之間的一場大戰。

疾病控制與預防中心提議，對所有血液和第八因數製品進行B型肝炎病毒抗體的檢測。血庫對此強烈反對，因為這樣一來每年起碼要花費八億美元，他們認為不能用一個病例來說明問題。檢測血液中B型肝炎病毒抗體在中國屬於常規，因為中國是B型肝炎大國，可是美國B型肝炎不多見，而且查出B型肝炎抗體，只能提示血液病毒感染危險性，並不能確定是否含有愛滋病病毒。因此直到一九八三年初，這項檢測才慢慢開展起來。

在對愛滋病進行的流行病學調查中，發現很多人是在同性戀者聚會的公共浴室和性俱樂部染上愛滋病的，專家們很快就意識到愛滋病可能通過精液或者體液傳播。基於這些材料，政府有關衛生部門希望能關閉這些公共浴室和性俱樂部，但在同性戀組織的反對下，這一決定根本無法實施。

隨著病例逐漸增多，媒體上的報導也多了起來，由於對愛滋病所知甚少，公眾的恐慌情緒也越來越嚴重。儘管公共衛生部門再三強調，正常的接觸是安全的，但還是有不少人把愛滋病視為黑死病一類的瘟疫，一些醫生甚至拒絕治療愛滋病人。一些牧師也舊調重彈，宣稱這是上帝的意願。

在這種情況下，到底愛滋病因何而起，成了專家和民眾都迫切希望破解的謎題。美國國會在雷根政府沒有提出申請的情況下，專門撥出一千兩百萬美元，用於愛滋病研究，以期儘快找到導致愛滋病的罪魁禍首。因為只有這樣，才有可能建立有效的檢測方法，對愛滋病的傳播加以控制。

國會山的諸公並不知道，尋找愛滋病病原的競爭早已開始了。

在大洋彼岸的歐洲，因為來自非洲的病人通常去歐洲求醫，愛滋病在二十世紀七〇年代末就已經出現了。最初的三名愛滋病病人出現在巴黎的醫院裡，這給了巴斯德研究所的科學家們一個絕好的機會。

巴斯德研究所的研究人員對這幾位病人的調查發現，他們都來自中非或者在中非待過，而且都患有卡氏肺孢菌性肺炎。和美國的研究人員不同，法國的研究人員並沒有將愛滋病和同性戀聯繫在一起，因為這三名病人，一名是異性戀，另外兩名是婦女。但是比美國研究人員出色的是，巴斯德研究所的研究人員一開始就認定愛滋病是由病毒引起的，於是馬上動手進行病毒分離工作。

因為淋巴結腫大是愛滋病早期的一個症狀，巴斯德研究所的研究人員認為從這裡下手成功的機會最大。一九八三年一月，研究人員取下了一名愛滋病病人的淋巴結，在常規病毒培養無效後，又使用一種新近建立的培養逆轉錄病毒的方法進行培養。

逆轉錄病毒是一類進入人體細胞後，借助人的細胞成分來繁殖自身的病毒。國家衛生研究院的羅伯特．蓋洛在一九七六年建立了這種將病人血液樣品和人正常的T細胞共同培養的方法，並成功地分離出包括HTLV－I和HTLV－II在內的幾種逆轉錄病毒。法國人認為愛滋病毒和HTLV病毒同類，認為如果有HTLV病毒繁殖的話，培養液中的T細胞應該瘋長。但是事實恰恰相反，十八天後放射檢測法證明有逆轉錄病毒快速繁殖，可是T細胞卻大量死亡。據此他們認為自己發現了一種新病毒，並將之命名為淋巴相關病毒，簡稱LAV。隨後他們又成功地在幾名愛滋病病人身上發現了同樣的病毒。只是，該計畫的負責人、巴斯德研究所腫瘤病毒室主任魯克．蒙特尼爾還是無法確定病毒的分類。

在美國，哈佛大學和衛生科學統一服務大學的研究人員相信愛滋病是由某種現有的病毒引起的，他們羅列了一張嫌疑犯名單，HTLV－I和HTLV－II排在首位，這兩種病毒的發現者蓋洛也堅信愛滋病是HTLV－I、HTLV－II，或者是另外一種相關的HTLV病毒引起的。

一九八三年五月的《科學》(*Science*)雜誌上，有兩篇引人注目的文章，一篇是蓋洛本人所著，另一篇是蓋洛的馬屁精、哈佛大學愛克斯的文章，兩篇文章都反覆強調HTLV是引起愛滋病的病毒。在這期雜誌上還有一篇文章，是蒙特尼爾關於LAV病毒的文章，但並沒有引起太大的反響。

原因有二，一是蓋洛和愛克斯的文章風頭太大，二是因為蒙特尼爾著急投稿，匆忙之間竟然忘了寫摘要。作為審稿人之一的蓋洛很熱心地幫他寫了摘要。滿心感激的蒙特尼爾也沒有仔細看一下，結果他文章的摘要被張冠李戴地寫成了支持蓋洛的HTLV理論。

一九八三年十二月，蓋洛向《科學》雜誌提交了自己的論文，宣稱發現了與HTLV相關的愛滋病毒。

一九八四年四月二十三日，美國國家癌症研究所舉行新聞發佈會，衛生和福利部長希克勒在會上宣佈蓋洛發現了愛滋病毒，命名為HTLV－III。在會上，滿面春風的蓋洛展示了新病毒的照片。此後用HTLV－III，蓋洛建立了愛滋病毒血液檢測方法，從技術上解決了發現病毒感染者和篩檢血液的難題。

新聞發佈會之後，法國人立即提出抗議，理由就一個：蓋洛在新聞發佈會上展示的照片是蒙特尼爾的。

當人們聽到這個指控時，都覺得這是個笑話，法國人太幽默了。

干戈

和為人謹慎低調的蒙特尼爾相反，蓋洛才華橫溢，為人鋒芒畢露，他建立的逆轉錄病毒分離培養方法打開了一個新的領域，使病毒學家們有了一個新的研究手段。蓋洛是那一代急功近利的科學家的縮影，為了達到目的甚至不擇手段，比如他發現的所謂白血病病毒被證明是因為樣本受污染所致；他還經常貪他人之功。蓋洛本人想得諾貝爾獎想到快瘋了的程度，從一九七四年開始就遊說諾貝爾獎評委，並努力消除對自己的負面報導。

宣佈發現愛滋病病毒後，蓋洛成了大明星，美國各地的知名教授們都成了他的粉絲。同一天，蓋洛在專利局為自己發現的愛滋病毒申報了專利。五月十七日，生物公司開始申請用這種病毒研製診斷試劑，一年後，專利局批准了蓋洛的申請。該專利的價值是每年一億美元的銷售額和蓋洛等人十萬美元的個人年收入。蓋洛名利雙收，獲得諾貝爾獎彷彿指日可待。

蓋洛是病毒學界的重量級人物、一九八二年拉斯克獎（Lasker Award）的獲得者，他怎麼會糊塗到居然用蒙特尼爾的照片呢？

法國人的理由是，一九八三年七月，為了證明 LAV 和 HTLV 類病毒沒有關係，蒙特尼爾把 LAV 送到美國國家衛生研究院，請他們驗證一下，巴斯德研究所和美國國家癌症研究所也簽署了愛滋病毒合作的意向書。法國人認為，蓋洛就是把蒙特尼爾送去的病毒上的 LAV 標籤撕下來，換上 HTLV−III 而已，而且做得也太拙劣了點，因為這個 HTLV−III 和 HTLV−I/II 的區別比美國人和中國人的區別還大，根本就無法劃歸一類。

蓋洛申請專利之後，法國人也提出專利申請。美國專利局把專利給了蓋洛後，蒙特尼爾把蓋洛告上了法院：他認為兩個病毒幾乎一模一樣，要求法院調閱蓋洛實驗室的紀錄。法院調閱發現，一位技術員記載了蓋洛獲得的幾十個樣品中毒性最強的兩個曾標著 LAV，這間接證明，從一開始，蒙特尼爾的病毒就被蓋洛竊取了。

在這個證據面前，蓋洛辯解說，蒙特尼爾先發現了愛滋病毒，但是他自己獨立發現了另外一株病毒，並把這個病毒和愛滋病聯繫起來，而且建立了檢測愛滋病毒的血液篩檢方法。

雙方各不相讓，美國方面尤其強勢，似乎法國人根本就不配和他們爭。於是兩個愛滋病毒的名稱就一直並存，歐洲人用 LAV，美國人用 HTLV−III。

一九八六年，鑒於這種混亂的狀況，國際病毒分類委員會專門召開會議，廢棄了HTLV－III、LAV等名稱，另外選了一個新的名字：HIV，人類免疫缺陷病毒。很快全球都改用HIV，只有美國還頑強地堅持使用HTLV－III，幾年以後自己都孤單得不好意思了，悄悄地也改成HIV。

HIV的名字定了下來，可是蒙特尼爾和蓋洛還在死掐。到了一九八七年，兩國科學家的這場大架鬧到了影響兩國正常邦交的地步。美國總統雷根和法國總理席哈克站出來，當了一回和事佬，達成協議，過去的爭論一筆勾銷，兩國共用發現愛滋病毒的權益。用其收益建立一個愛滋病基金，用於支持血液HIV的篩選。這個協議是建立在蒙特尼爾和蓋洛各自獨立發現病毒，且病毒互不相同的基礎上的。事情到了這個地步，對蒙特尼爾也算不錯的解決方案，雖然他事後埋怨，在過去幾年內，蓋洛已經每年從中獲利十萬美元，而他卻一無所獲。

從此雙方罷戰，蓋洛著力於HIV的檢測和防治，蒙特尼爾於一九八六年在西非分離到另外一株相關病毒，從此確定HIV有兩型：HIV－1和HIV－2，後者和猴的愛滋病病毒SIV更為接近，因此很可能是愛滋病毒的最早起源。

對於這樁官司判決，有個美國人一直不服氣。一九八九年，《芝加哥論壇報》（*Chicago Tribune*）發表了一篇關於發現愛滋病病毒的調查報告。這篇調查報告指責蓋洛盜竊了蒙特尼爾的病毒。這篇報導讓科學界為之一亂。偏偏這個作者也非等閒之輩，是普立茲獎的獲獎者約翰・庫得森，他的文章一貫都建立在真材實料的基礎上。

庫得森本意是繼承美國新聞界一貫和政府唱反調的思路，希望借這件事找到法國人的短處，進而攻擊雷根政府為了外交上的好處，犧牲國家利益。可是當他開始接觸有關材料後，才發現事實的真相不是那麼回事，蓋洛這個人很有問題。在寫作這篇報導的三年裡，他以《資訊自由法案》為依據，從國家衛生研究院調閱了一百多份材料，還請專家對兩種病毒進行了基因分析，結果證明兩個病毒太相像了，幾乎可以肯定來自同一個愛滋病病人。他還證實了法國人的指責：蓋洛在論文中用的 HTLV-III 照片就是 LAV 的照片。

為了防止吃官司，蓋洛不得不在《科學》雜誌上承認這張照片確實來自蒙特尼爾，是自己不小心搞錯了。

美國國家衛生研究院還在死要面子，可是蓋洛實驗室暴露的問題越來越多。因為巨大的商業效益，蓋洛手下的兩名高級主管分別把實驗室裡研製出來的有試劑生產價值的病毒載體偷出來，賣給了生物製品公司，事情敗露後，被按盜竊國家財產罪起訴。一九九〇年，國會的壓力迫使國家衛生研究院不得不對愛滋病毒的發現過程進行調查。

初步的調查結果發現，一九八四年，蓋洛的論文和實驗室的紀錄有很大的差別。調查組把矛頭指向蓋洛的主要助手、每年也拿十萬美元專利費的捷克人波波維克，認為他弄虛作假，蓋洛犯有失察之罪。波波維克律師的解釋是，波波維克八〇年代才作為難民來到美國，根本就不知道試驗記錄應該準確。此時蓋洛已經破鼓萬人捶了，審核這份調查結果的科學家對調查結果非常不滿，認為波波維克就是一個小嘍囉，背後有人指使。法國獨自進行的基因序列分析也表明兩種病毒根本就是一種。一九九二年底，國家衛生研究院正式報告出籠，指控蓋洛弄虛作假。巴斯德研究所據此要求償還專利費收入兩千萬美元。

這份調查報告的主要依據是蓋洛在論文中說自己沒有在實驗室的傳代細胞株裡面培養過LAV，而實際並非如此。蓋洛對之強烈抗議，其他一些科學家也認為根據一篇論文中的一句話就認定作者弄虛作假，失之偏頗。一九九三年，蓋洛和波波維克的律師向衛生和福利部上訴，上訴的結果是，對兩人的所有指控因為證據不足而取消。

不管有沒有指控，蓋洛已經從人生的峰頂掉到谷底，在全世界科學家眼中，他是個十足的騙子。以往開全球愛滋病大會時，蓋洛總是會議的中心，而現在他風光不再。人們提起他的時候也很不屑，筆者在約翰霍普金斯大學時，有一次蓋洛前來談合作事宜，所受的待遇還不如個來面試的博士後。

二〇〇八年，諾貝爾生理學和醫學獎授予和病毒有關的研究成果，蒙特尼爾和德國科學家哈拉爾德・楚爾豪森、法國科學家弗朗索瓦絲・巴爾-西諾西三人分享了這一榮譽。豪森是因為發現了人類乳突病毒（Human Papillomavirus, HPV），蒙特尼爾和巴爾-西諾西是因為共同發現了愛滋病毒。

來如此

根據聯合國有關方面和世界衛生組織的最新統計，一九八一年以來，起碼有二千五百萬人死於愛滋病，高一點的估計是三千兩百萬人。有一千七百萬兒童因為父母死於愛滋病而成為愛滋孤兒。每一天，全球有大約八千五百人死於愛滋病。根據世界衛生組織二〇一〇年的報告，二〇一〇年全球死於愛滋病的人數為一百八十萬，全球感染愛滋病病毒的人和愛滋病病人的總數約為三千四百萬。僅二〇一〇年這一年，就有兩百七十萬新的愛滋病病毒感染者。和很多傳染病一樣，撒哈拉以南的非洲是愛滋病的重災區，全球病例和死亡人數的三分之二來自這裡。在這些地區，成人愛滋病的感染率達到了百分之五。中國屬於愛滋病低流行國家，感染人數為七十八萬。

在四分之一世紀裡，愛滋病這種傳染病已經殺死了三千萬人口，聽起來很嚇人，但是和鼠疫、天花、大流感相較，似乎還不算可怕。但這只是開始，因為愛滋病是一種慢性傳染病，被愛滋病病毒感染的人，除了極個別的之外，早晚都會死於愛滋病。這也就是說，現在世界上還有將近四千萬逐漸因愛滋病病毒死去的人。而這四千萬人在有生之年還會感染其他人，新的愛滋病病毒感染者會越來越多。

愛滋病的早期歷史其實就是人類歷史上其他傳染病早期歷史的縮影，所不同的是，由於地球的人口膨脹和加速的全球化，使這段時間從成千上萬年縮短到了幾十年，給我們展示了新的高傳染性疾病是如何從誕生到傳遍全球的。愛滋病出現之時，正值分子生物學技術得到完善之際，因此人類得以掌握第一手資料，基本上畫出了一張愛滋病病毒的遷移圖。

愛滋病究竟從何而來？或者說愛滋病毒到底是怎樣進入人體的？

關於愛滋病的起因說法很多，甚至有人認為這是美國人咖啡喝得太多造成的，但是歸結起來，較有說服力的有以下三類說法。

其一為自然發生說，蓋洛最先提出這個說法。他認為愛滋病毒在動物體內存在了很久，只不過在近代發生了變異，開始在人類中傳播，引起全球性的愛滋病流行。動物中嫌疑最大的是非洲的黑猩猩。這一說法也是學界的正統說法。

第二種說法為失誤說，認為愛滋病是由於近代醫學發展和全球計畫免疫中的失誤造成的。一九九九年，一個叫愛德華・胡珀的美國記者出了一本名為《河流》的書，書中說，十八世紀五〇年代末期，美國費城的惠斯特研究所用黑猩猩的腎臟生產了幾批小兒痲痺疫苗。在一九五七年到一九六一年之間，大約有一百多萬非洲人接受了接種。愛滋病就這樣開始傳播了。

第三種說法為人為說，又細分為無意人為說和有意人為說兩類，都把矛頭指向了美國。無意說來自日本科學家，他們認為在基因工程試驗中無意製造出愛滋病這個魔鬼。有意說則來自俄國和東歐國家的科學家。他們指責愛滋病是美軍的生化武器，因為洩漏而造成全球災難。

以上第三種說法最聳人聽聞，SARS病毒出現後，也有同樣的說法，很迎合凡事陰謀論和科學災難論者的思路。有沒有這種可能？當然有。但是，這種可能性是非常低的。

病毒在自然界的變異可以說是一個長期無序的撞大運的過程，實驗室的條件單一，很難有這種機會。就拿愛滋病毒來說，我在科學研究中也曾人工合成了雜合的愛滋病毒，但是愛滋病毒一旦在體外傳代繁殖，其對人的感染性就弱了很多，和剛剛從病人身上分離出來的病毒有很大的不同。顯然，美軍不可能選用這種難以存活，且自己也無法抵抗的病毒作為制勝武器的。

第二種說法貌似有道理，也曾引起有關方面的重視。可是人們在調查後發現，當年生產小兒痲痺疫苗時，用的是短尾猴腎而不是黑猩猩的腎，而短尾猴是不會被猴愛滋病毒感染的。處於輿論中心的惠斯特研究所也找到了當年的樣本，邀請英國、法國、德國的同行對樣本進行了分析，並沒有在其中發現 HIV 的蹤跡。而且，人們從一九六一年以前保留的血樣中查出了 HIV 抗體，證明愛滋病毒在生產疫苗前就已存在，因此，這種說法也成為一個笑談。

於是，自然發生說就成為唯一的解釋。科學家通過艱苦的野外作業，在黑猩猩體內發現了 SIV 病毒，並分析了 SIV 病毒與 HIV 病毒的相關性。這項工作的難度在於如何取得黑猩猩的樣品。在殖民時代，黑猩猩很容易捕獲，可是現在是動物保護時代，喀麥隆政府容許採樣，但前提是在採樣中不能傷害黑猩猩。但如果客客氣氣地和黑猩猩商量，很有可能被一掌拍死。於是，科學家花了七年時間，終於琢磨出來了一個辦法：從黑猩猩的糞便提取樣本，這活科學家幹不了，只能雇用探險者。於是非洲的黑猩猩開始迷路了——一向靠拉屎做路標的，現在沒等風乾就不見了。

一群非洲叢林探險者追蹤了一千三百頭猩猩，終於採齊了樣品。經過檢測，在一部分猩猩的樣品中發現 SIV 病毒的痕跡。科學家分離出了病毒，然後把這些序列輸入一個叫基因庫的資料庫裡進行分析。

分析人類的基因相關性很容易，知道人死時的年齡就行。可是想分析出哪個病毒更為原始、誰是從誰演變而來的就很困難了，好在有高人編了一套分析程序。

就是用這類分析程序，科學家們得出人的愛滋病毒是從黑猩猩的愛滋病毒演化來的結論。非洲的四種黑猩猩裡，有兩種能被 SIV 病毒感染，其中喀麥隆的黑猩猩的 SIV 是 HIV－1 的起源。此外，科學家也計算出 SIV 病毒發生變異，以 HIV－1 的形式進入人體的時間發生在一九一〇年到一九三〇年之間，地點在西南非洲。至於 SIV 變成 HIV－2 進入人體的時間則計算得更為準確：HIV－2A 和 2B 分別於一九四〇年和一九四五年從黑白眉猴進入人體。

在兩種愛滋病毒中，HIV－1 的危險性比 HIV－2 大得多，人們現在談的愛滋病毒基本上指的是 HIV－1 型病毒。

關於 HIV 成型的年代，一九一〇年到一九三〇年這個時間段可信度很高，因為這個年代也正是其他瘟疫高發的年代。一九一〇年，中國東北第一次鼠疫大流行，一九一八年，西班牙流感大流行。一九二〇年，東北第二次鼠疫大流行，表明地球的生態環境處於一種刺激細菌和病毒的狀態，於是在非洲，有一種病毒發生了突變，這種突變和數千年前天花病毒發生的突變一樣，也和一九一八年禽流感病毒發生的突變一樣，更和幾年前 SARS 病毒發生的突變一樣，突破了人與動物之間的界線。

HIV 來自黑猩猩的 SIV，那麼黑猩猩體內的 SIV 病毒是不是就是源頭？科學家繼續刨根問柢，發現黑猩猩的 SIV 其實是一種重組病毒，很可能是由紅冠白臉猴和大斑鼻猴的 SIV 重組的。

這是怎麼回事？因為黑猩猩和多數的人類一樣是吃肉的，今天吃紅冠白臉猴，感染了紅冠白臉猴的 SIV，明天吃大斑鼻猴，又感染了大斑鼻猴的 SIV 病毒。兩種猴的 SIV 病毒在黑猩猩體內結合產生了黑猩猩的 SIV 病毒。這種 SIV 病毒因為是雜交的，所以適應性強，而且也善變，在一九一〇年到一九三〇年期間搖身一變，從此進入了人類。直接從猴來的 HIV－2 因為沒有中間這個雜交過程，所以在人類中的毒力平平。

讓我們退一步，就算這個變異發生在一九三〇年吧。八十多年裡，愛滋病毒是怎麼樣從中非或者西非草原上，進入人類社會的呢？

愛滋病毒是一種非常脆弱的病毒，離開機體後存活的時間是以分鐘計算的，它進入人類一定要靠猩猩和人類極其密切的接觸。

現在已知愛滋病毒的傳播方式有三種，一是血液傳播，二是性交傳播，三是母嬰傳播。血液傳播包括輸血過程的感染和靜脈吸毒者通過共用注射針頭而傳播等。這種方式是愛滋病毒從黑猩猩進入人類的最有可能的傳播方式。因為傳統的非洲獵人在獵殺猩猩時全靠弓箭和矛，關鍵時刻還得肉搏，猩猩的血液很可能進入獵人體內。獵人把黑猩猩的愛滋病毒帶回去後，再通過性交傳染給別人。

從猩猩到人的傳播說起來簡單，但成為現實就難了。理論上來說，即便是獵人與猩猩肉搏，但猩猩體內未必有變異的病毒，有病毒也未必能傳給獵人，傳給獵人也未必能再傳給其他人。就算病毒傳給了其他人，非洲的打獵的部落相對都比較封閉，病毒很難傳到外界。因此科學家認為，病毒變異出現以後，這種傳播發生了很多次，直到其中某一次成功地從荒原進入城鎮。科學家還認為，在一九三〇年以前，這類致命的變異在猩猩體內發生過多次，只不過沒有機會傳播給人，也就自生自滅了。

到了一九三〇年左右，情況不一樣了。當時非洲殖民地的城市裡性病非常嚴重。一九二八年，東金夏沙百分之四十五的女性賣淫；一九三三年，該城百分之十五的居民患有梅毒。患有性病會大大增加愛滋病毒傳播的機會。由於非洲這些地區人群性生活非常活躍，愛滋病毒很快擴散傳播，加速了病毒變異的機會，終於形成了能夠在人群中快速傳播的傳染源。

一九五九年，剛果的一名男子因不明原因死去，屍檢發現其患卡氏肺孢菌性肺炎。當時為了進行瘧疾研究，保留了病人的血樣。二十多年後愛滋病毒血液檢測方法建立後，再來檢測這份血樣，確診其為 HIV 陽性，這是現存的最早的愛滋病毒感染樣本。

十年後，美國聖路易一位十五歲的黑人孩子因不明原因死去，屍檢發現其身體多處長了卡波氏肉瘤。病人為同性戀，死前已患病三年。因為始終無法確定病因，其身體的一部分器官被冷凍保存在亞利桑那大學。一九八四年，醫生對保存的樣本進行了多種檢測，發現存在幾種同性戀者身體常見的病毒抗體。一九八九年對之進行愛滋病毒檢測，確認為陽性。這位黑人少年從來沒有離開過美國，也沒有輸過血，可以肯定他是通過同性戀這種性接觸方式感染愛滋病毒的。也就是說，在一九六六年前，美國就有不止一例愛滋病毒感染者，但是迄今為止這條線索仍未查清，估計病毒來自非洲，但當時並沒有引起大規模的感染，在極小範圍內傳播後就消失了。

一九七六年，一位挪威海員也因不明原因死去。在死前，他出現了現在看來肯定是愛滋病的症狀，包括卡波氏肉瘤。此人在二十世紀六〇年代初經常遠航非洲，和當地很多女人發生過性關係，估計他是在一九六一年於喀麥隆感染了愛滋病毒。一九六八年他改行當了卡車司機，在歐洲大陸到處嫖妓，將愛滋病毒四處傳播。從一九六六年開始，他已經出現症狀了，他的妻子和女兒幾年後也相繼發病，在他死後第二年相繼離世。

正是在這一年，本章開始介紹過的瑞斯克醫生去世。

一九七八年，一位葡萄牙人被確定為第一例 HIV－2 的感染者。與此同時，美國的同性戀者和海地移民中也開始出現病例。

就這樣，二十年，愛滋病毒從非洲擴散到了全球。

十年而立

在二十世紀八〇年代上半期，人們普遍認為愛滋病是一種美國病，這成了資本主義腐朽的一個證據，直到十幾年後，流行病學調查結果相繼出爐，才確定了愛滋病的傳播途徑，證實了美國不是愛滋病的發源地。

流行病學證據表明，愛滋病毒先在非洲蔓延，然後幾乎同時進入美國和歐洲。由於美國有健全的衛生防疫系統，在八〇年代初期對愛滋病的病例統計得最全面，也最為透明，以致讓人出現這個病是美國所特有的，或者是先在美國出現的錯覺。

美國當了這個冤大頭，還有一個原因：愛滋病在美國首先在同性戀族群中流行。同性戀的歷史和人類的歷史一樣悠久，但一直被當作一種病態表現，同性戀族群首先在美國得到應有的權益，在當時，這也被認為是資本主義腐朽文明的象徵之一。同性戀族群中出現了愛滋病，這個賬自然也被算在美國頭上。其實其他國家的同性戀人數一點不比美國少，但他們因為社會壓力的原因，不像美國同性戀者那麼大張旗鼓。

同性戀族群裡新的病例越來越多，接著吸毒族群中也出現了病例，尤其是在大城市的黑人之中。美國的大中城市中黑人數量很大，且多受教育程度不高，黑人聚居區各種問題非常嚴重。愛滋病很快成為黑人青壯年死亡的最大原因，病毒先經過吸毒傳播，隨後通過性交在其他族群中傳播。那段時間裡，最引人注目的是經常出現名人、明星患愛滋病的消息，今天是跳芭蕾的明星，明天是拍照片的大腕，最後連球星也感染愛滋病了。

歐洲的愛滋病流行主要是通過異性傳播的途徑。相對於同性戀和吸毒者來說，異性直接傳播愛滋病病毒機率相對較小。

南美洲靠近美國，加上加勒比海上的黑人歷來和非洲有聯繫，愛滋病也很快出現了。很快，巴西成為除美國之外愛滋病病人人數最多的國家。

到了這個時候，研究人員才想起非洲這個愛滋病毒的起源地。在非洲進行的流行病學調查證明，一九八〇年，肯亞的妓女有百分之七的愛滋病毒陽性率。一九八四年，陽性率升至百分之五十一；奈洛比一家性病診所的病人的陽性率為百分之十三；烏干達妓女的陽性率高達百分之九十。從捐血者的資料推算出烏干達全民感染率達百分之十•五，城市人口感染率達百分之十七•五。情況已如此嚴重，但非洲國家連一例愛滋病例都沒有報告，當地政府完全忽視了愛滋病的嚴重性。一九八六年，巴斯德研究所的流行病學調查報告認為，非洲的愛滋病流行已經失控，未來十年起碼會有一百萬人死於愛滋病。

再說亞洲。日本的愛滋病人最先出現在輸進口血製品的血友病病人中，接著很快發現了上千例愛滋病毒感染者。好在日本人避孕套使用率相當高，愛滋病在日本的流行狀況不算嚴重。最糟糕的是泰國，因為西方人經常去泰國進行性旅遊，愛滋病很快傳到吸毒族群中。八〇年代後期，正值金三角販毒吸毒事業興旺，泰緬一帶的吸毒者中 HIV 感染者越來越多。泰國一九八七年有一萬五千人感染，一年後上升到四萬人，到了八〇年代末，周邊國家包括中國、馬來西亞和越南的吸毒族群的愛滋病感染率都超過百分之五十。而東南亞地區巨大的性交易市場使愛滋病毒的擴散更為容易。

進入二十世紀九〇年代，愛滋病在全球處處可見。

從走出非洲開始，愛滋病毒只用了不到十年就遍及全球。

隨著全球化的發展，傳染病流行加速，愛滋病比以前的傳染病更快地從非洲的局部疾病變成了全球性的傳染病，成為二十一世紀的世紀病。對科學家來說，這種傳播速度使之無法應付，因為沒有足夠的準備、研究和行動的時間。不僅僅是愛滋病，現有的和未來會出現的傳染病，它們的傳播模式和速度，都會因為人類的全球化而徹底改變，這種改變使得人類的未來更加難以捉摸。

當世界停止轉動

二〇〇一年，美國遭受「911」恐怖襲擊後，鄉村歌曲明星阿蘭．傑克森的一首「Where were you when the world stopped turning」讓人感慨萬千。

二〇〇一年的那個秋天，當世界停止轉動時，你在哪裡？

那一天，我在美國首都華盛頓特區的城裡。

飛機從離我家幾里外的機場起飛，撞進距我所在的辦公樓幾里外的五角大廈，我們在倉皇出城的路上看到了五角大廈的濃煙，那一刻，世界似乎真的停止轉動。

一九八九年，當愛滋病如是般撞擊中國的那個秋天，你在哪裡？

那一天，我在中國首都北京市的郊區。

三間房位於京東，這個聽起來荒僻的地方，如今已經高樓林立了。當年，一出建國門，道路就開始塵土飛揚，三間房像樣的建築就只有北京生物製品研究所了。新中國成立後，從安全的角度考慮，有關微生物和生物製品的生產和研究單位統統被遷到了郊區，北京生物製品研究所便從天壇遷到這裡。

當時我研究生剛剛畢業，工作的實驗室是國產愛滋病毒檢測試劑研製和生產的主要力量。世界衛生組織在生物製品研究所舉辦愛滋病毒檢測試劑學習班，我的導師曾毅教授特意從衛生部防疫司要來一個名額，派我前去參加學習。

這個學習班的學員多來自省市防疫站，幾天下來，大家已經混熟了。一天，我突然接到衛生部的電話。原來是部裡防疫司急性傳染病處打來的，讓我火速回所，因為雲南省防疫站送來二十多份可疑樣品，部裡等著知道最終結果。

那些樣品都來自雲南瑞麗，樣品提供者都是吸毒人員。

瑞麗是大金三角的一個角，有毒品是很自然的事。發現可疑情況的經過是這樣的：雲南省衛生防疫站也舉辦愛滋病毒檢測試劑學習班，瑞麗來的人順便帶著從本地公安局看守所裡採來的血樣，在學習班上用試劑一查，結果全是陽性。試劑是進口的，應該不會有問題，只能懷疑是血樣有問題。可是愛滋病是西方的文明病，怎麼會出現在邊疆？為了保險起見，瑞麗的人坐了兩天一夜汽車回去，認認真真地重新採樣，裝在冰桶裡，再坐兩天一夜的汽車回來，重新檢測一遍，結果還是一樣。於是他們到了北京，找國家實驗室確認。

我換上無菌服進實驗室，等滿天繁星的時候，結果出來了，我向上級彙報：陽性，肯定是陽性。

接下來的幾週，實驗室的人手忙腳亂地為去雲南做準備，各種試劑設備準備好了，才知道因為瑞麗是邊境，去那裡得辦邊防證，趕緊開證明去公安局辦邊防證。等一切都辦好了，雲南那邊又說還要再研究研究，因為瑞麗是邊貿重鎮，一幫白大褂大張旗鼓下去，很可能影響當地經濟。

等來等去一直沒有結果，又趕上部裡在上海開愛滋病中期規劃會議，必須去，只好一顆紅心兩種準備，帶著試劑和設備去上海開會，落實下來就從上海去昆明，沒有落實下來就回北京。

上海的會議結束後的第二天早上，突然部裡通知，雲南方面終於同意了，讓我們馬上飛昆明。

一行人在曾教授的率領下以最快的速度來到昆明，瞭解情況後，再以當時的最快速度，也就是乘坐雲南省防疫站提供的、用於計畫免疫的進口麵包車，在滇緬公路上翻山過河，開了一天半，終於來到瑞麗。

人生只需擁有回憶

雖然已是年底，雲南瑞麗依舊是鮮花開放，風景宜人。瑞麗為縣改市，屬於德宏州。德宏州全稱是德宏傣族景頗族自治州。改革開放後，瑞麗成了邊貿重鎮，國內的輕工業品通過此地外銷，緬甸的農副產品也在此內銷，很是繁華熱鬧。

瑞麗離金三角不遠，後來聯合國禁毒署乾脆劃了一個大的金三角，其中的一角就是瑞麗。從泰國走私毒品的代價越來越高，因此毒品販子開闢新路，從瑞麗到昆明，然後再販去香港。在邊貿市場上，當地人讓我看了公開叫賣的海洛因，二十五元人民幣一克，到了昆明就是五百元一克，到了香港還是五百，不過是美金。

由於成本很低，在當地吸毒花費和吸菸差不了多少，而且靜脈注射這種更為經濟的方式已經蔚然成風了。唯一的問題就是本地的一次性注射器缺貨，擁有注射器的人看到了賺錢的門道，便做起了出租生意，使用一次五塊錢。你用我用，結果大家一起感染愛滋病。

市衛生局整理出一個實驗室，將各鄉鎮的防疫人員召集起來，分成兩組，一組下鄉採血，一組在實驗室做試驗。實驗室工作由我負責，但這項工作沒做幾天就停工了。因為負責採血的另外一組天天早出晚歸，可是血樣越採越少，有時候一份也採不到，進了村子發現青壯年男子一個也不見。原來，採血事宜一般會在前一天通知村幹部，由他們召集人群。但傣族人認為，血裡有人的魂魄，不可輕易抽血。因此，採血的消息傳開，全村的青壯年都跑到緬甸去了。

組織上討論了一下，決定不能事先通知，要搞突然襲擊，然後開始商量怎麼行動。我閒著也是閒著，跟他們去了一趟。這次有備而來，村子裡的男人們一大半被召集在一起，準備挨個抽血。為什麼都抽？因為據調查，成年男子幾乎沒有不吸毒的。村幹部講了一通道理，意思是大家必須配合，下面開始七嘴八舌嚷嚷，直到隨行的佩槍的縣幹部喊了幾嗓子，才安靜下來。於是有人填表有人抽血，井井有條，很快就結束了。回到實驗室立即檢測，結果發現其中有一半人呈陽性。我們的方案是，為了保險起見，陽性結果需要再採一次血檢測，同時要將感染人員登記在案，以便控制。

採血小組人員第二天拿著登記材料回到村子，找到村幹部說要重新採幾個人的血樣。村幹部拿過名單一看：「怎麼全是我的名字呀？」

「你的名字？幾個名字不一樣呀！」

「是我傣族名字不同的漢字寫法。」

原來採血的時候那幫人提供的全是假名字！

中國的愛滋病就是以這種對於專家們來說很出乎意料的方式開始流行的。

從一九八五年開始，愛滋病毒血液檢測試劑出現，中國開始愛滋病檢測工作。最早從事這項工作的人處境非常困難，其實就是個小的採血站戰戰兢兢地培養點病毒。和美國早期的愛滋病研究一樣，國家投入很少，國外的檢測試劑價錢昂貴，因此很長一段時間內，愛滋病檢測試劑國產化是當務之急。到了一九八九年算是有所小成，也因此能夠應付雲南的突發情況。

中國最初的愛滋病感染者是浙江的幾位血友病患者，他們因為輸入第八因數而感染。當時人們認為，西方的血製品不安全，中國的血製品沒有愛滋病，最安全，可以大量出口創匯。這種認識，直接導致了中國愛滋病的流行和愛滋村現象。

雲南的愛滋病來自泰國。泰國是亞洲地區愛滋病的重災區，因為西方人通常去泰國做性旅遊。病毒從妓女中傳到吸毒者中，然後沿著毒品進入中國的路線傳入雲南。雲南的愛滋病流行改變了國內學界的觀念：中國愛滋病很有可能不是像美國那樣在大城市裡，而會以邊遠地區和農村為主要流行地，這個概念因為一次又一次的疫情出現而不斷地被強化。在這一點上，中國和印度很相似，也面臨著同樣的愛滋病在社會底層人群中流行的問題，預防控制需要知識和教育。我們曾在瑞麗的戒毒所裡為戒毒人員講解愛滋病的相關知識，得到的是滿堂嘲笑，在戒毒人員的頭腦裡，是沒有現代科學概念的。

聯合國愛滋病規劃署和有關專家估計，中國的愛滋病毒感染者可能達到一千萬到一千五百萬。而中國衛生部公佈的數字是七十八萬，兩個數字差距很大，但都不可信。國家公佈的數字偏低，估計的數字則偏高。總體而言，中國的愛滋病感染者應該在百萬級的水準上，相對於其他國家，中國算是低流行地區。

愛滋病被稱為現代瘟疫，是對現代科學的最大挑戰，也是我們這幾代人所經歷的一大歷史事件。而我能夠在愛滋病在中國流行初期時參與預防和控制，用自己的知識、精力和青春為自己的祖國盡一點微薄的力量，直到今天想起來，也是非常滿足和自豪的，覺得人生不曾虛度。

一條路走到了黑

愛滋病出現後，科學界除了感到震驚、感到義不容辭外，也出現了久違的激情。隨著免疫學和抗生素研究的發展，很多為禍人類數千年的高傳染性疾病相繼被征服，極度自信的當代科學家頗有些英雄無用武之地、生不逢時的感覺。愛滋病的出現，激發出他們征服的激情，在他們眼中，愛滋病將是人類在二十世紀對微生物世界最後的征服。

但結局恰恰相反，我們的科學和我們的社會，在我們自認為一個偉大世紀的最後二十年裡，被愛滋病毒所征服。

在這場征服之戰中，人類竭盡全力，三十年中想盡了各種辦法，其結果只是證明了科學還是那麼脆弱。

但失敗並不等於放棄，回首看一看三十年的較量，也許能整理出走出困境的思路。

愛滋病出現後最大的難題是不知道病原，但經過科學家的努力，病原被確定。確定HIV是愛滋病的病原後，大多數科學家都相信科學進展到今天了，大家群策群力，全世界共同努力，可以很快控制愛滋病。

這種思路並非沒有道理，現在的很多病不是因為科學對它們沒有辦法，而是沒有那麼多的投入進行研究。對疾病的研究總有輕重緩急，很多患者少的病研究者也少。因為愛滋病全球流行的嚴重性，各國政府都投入了大量的人力物力財力，道理上講，這一難關應該很快就可以攻克。

但是，要攻克這個難關有兩個關鍵點，一是要找到治療愛滋病的特效藥物，只要能治療，傳播就不是大問題。二是要研究出有效的疫苗，就像消滅天花似的，有疫苗就可以阻遏病毒流行。

想法沒錯，可是做起來太難。病毒與細菌不同，病毒寄生在人類細胞中，迄今尚沒有對付病毒的特效藥。要對付HIV，只能採取大海撈針的辦法，對現有的藥一樣一樣地進行篩選，看看在體外細胞培養中能不能抑制HIV生長。這種篩選的範圍甚至擴大到了已經停止使用的藥物和草藥之中。

終於，科學家找到了一種藥：AZT（疊氮胸苷），在細胞培養中發現，這種藥可以抑制HIV的生長。AZT本是一種用於治療腫瘤的老藥，但在使用一段時間後，發現毒性太大，便停止使用。發現它對愛滋病毒的作用後，藥審部門從快從簡，很快便將之用於愛滋病治療。但經過幾年的觀察，發現AZT的效果是一時性的。服用藥物的前六個月，病毒繁殖的確被抑制了，可是六個月以後，病毒便產生了抗藥性，這藥不僅沒用，而且吃下去肚子裡翻江倒海，那滋味不是人受的。

此外，還找到了一種名為天花粉的中藥材。天花粉其實是一種叫栝樓的葫蘆的根，中醫常用於催產。實驗中發現，天花粉有抑制HIV的作用。還沒等到提純成功，就有人前往中國江南地區把天花粉收購一空，裝船運到美國藏起來，準備發財。沒想到無論如何也找不到天花粉的有效成分，無法在臨床上應用，這樣一來存葫蘆根的賠大了。

到了此時，對HIV結構的研究也明朗多了，藥廠可以根據HIV的結構來研製新藥，於是陸續有幾種藥問世，3TC、DDL等等，可是這些藥的作用都有限，而且和AZT一樣，病毒很快產生抗藥性。隨後，科學家們開始將幾種藥物混合使用，HIV抗得了這種未必能抗得了那種，臨床效果比單獨使用好多了。這種療法稱為雞尾酒療法，只是，迄今為止，雞尾酒療法的治療效果仍不是非常明顯。

目前只有極個別愛滋病人因為移植了某種特殊骨髓而得以痊癒，但這是非常偶然的情況，並不能成為一種治療方法。

治療藥物的發現，看來其路漫長。那麼，疫苗的研究又是怎樣的情況呢？

另外一條路也走到黑

近代以來，人類對抗傳染病之所以屢戰屢勝，主要是因為有了疫苗這個法寶。

兩百多年前，琴納在人類不具備任何免疫學知識的情況下，借助經驗和觀察，成功研製出了牛痘疫苗，使得人類終於消滅了歷史上最可怕的瘟疫的病原體——天花病毒，為人類指出了一條征服疾病的道路。琴納發現牛痘疫苗後的七十年，巴斯德等人建立了免疫學，解釋了牛痘疫苗的道理，針對各種傳染病的疫苗隨之相繼出現。科學家預計，一九五〇年以後出生的人，因為接種疫苗，壽命會大幅度地增加，在老年時也會比他們的祖輩父輩少受很多慢性疾病的折磨。

疫苗的原理，是在某種傳染病侵入身體之前，先人工地製造一次無害的感染，這樣一來，人的免疫系統就會產生記憶，出現了對這種病毒的抗體，一旦真的病毒進入人體，免疫系統就會在第一時間識別出來，並將之消滅。

從 HIV 的特性上看，這是一個可以被疫苗很快征服的病毒。它和天花一樣，在傳播中不需要動物作為中間環節，只要大多數人都接種了疫苗，就可以將之消滅，而不必像禽流感那樣除非給全球的野鳥都打了針才有可能消滅。此外，HIV 的感染性很弱，不會像天花一樣如風一樣流行。因此自從 HIV 被分離出來之後，在很長一段時間內，科學家們對於發現疫苗的前景抱以非常樂觀的態度。

HIV 疫苗研製工作貌似也進行得非常順利，分子生物學技術的發展使病毒序列分析變得非常容易。而 HIV 是一種很簡單的病毒，只有九千多個鹼基對，結構也很簡單，能夠產生抗體的片段很快被確定下來，用人工合成的或者減毒的這個片段製備的疫苗很快問世，一切顯得那麼圓滿。接下來該對各種疫苗進行安全性實驗，然後是人體實驗，之後就要大功告成了。

進行人體實驗首先要找志願者，先在正常人群裡試驗一下，看看有沒有副作用。我在學校時常有有關計畫要徵求志願者，雖說叫志願者，還是給錢的，對學生來說數目也不算少。有一次只打一針，就給上百美金，結果我知道消息晚了沒趕上。與我同一個實驗室的德國來的研究生運氣好趕上了，打完針趕緊回家，一晚上就睡在馬桶上，因為他打的是霍亂疫苗，每隔幾分鐘就要排泄一次。

各種疫苗試驗中給錢最多的是 HIV 疫苗，宣傳材料寫得非常誘人：

A．你為科學做了貢獻。

B．你有可能獲得對愛滋病毒的免疫力。

這個「可能」是個什麼概念？接下來就知道了。

巴爾的摩城裡遊手好閒的黑人有的是，而且經常接觸 HIV，他們非常願意看看疫苗的效果。除了他們之外，還有軍隊。美軍駐泰國的軍人感染 HIV 的比例很高，因此疫苗製造方和軍方一拍即合，用駐泰美軍做試驗。

多種 HIV 疫苗同時進行人體試驗，到了二十世紀九〇年代中葉，幾項大型的 HIV 疫苗臨床試驗的結果出來了。這些結果表明，無論是哪種 HIV 疫苗，都無法預防感染，有的好像還使志願者更容易被 HIV 感染。這些結果一公佈，各個私營企業的 HIV 疫苗研發計畫全部下馬，只剩下美國政府機構在苦苦堅持。

為什麼愛滋病毒疫苗這麼難研發？根源自然在病毒本身。隨著對 HIV 研究的深入，科學家們發現這個病毒非但不簡單，而且簡直就是病毒中的變色龍，「道高一尺魔高一丈」這句話用在 HIV 上是再恰當不過了。

HIV是有外膜的病毒，這也是它十分脆弱的原因，因為一般的消毒劑即可溶解它的膜，從而置之於死地。HIV的外膜上全是刺，這些刺就是病毒的胞膜蛋白。胞膜蛋白能與人T淋巴細胞上的CD4受體結合，並與細胞壁黏在一起。病毒的核心成分就可以進入細胞並在細胞內繁殖，想出來時借用T細胞的外膜重新生成胞膜就是了。外膜被借走後，T細胞就會越來越少，人的免疫力也就逐漸下降。最後，免疫力幾乎沒有了，隨便一種細菌都可以置人於死地。

從這個特點來說，疫苗的主攻點就是HIV病毒外面長的那些刺，其中一段被稱為V3區序列產生的蛋白可以刺激人體產生對HIV的抗體，這一段只有三十幾個鹼基對。但是，問題在於幾乎每個人身體內V3區的序列都不同，甚至同一個人在不同時期V3區序列都不一樣。最後科學家索性根據這一區序列的不同把HIV-1再細分成亞類，比如在非洲主要流行A亞類，歐美是B亞類，後面從C一直排到K，中間的E和I又被發現是其他幾型重組的，可以改稱CRF。後來又發現光分亞類還不夠，得重新劃分成組，上面這些叫M組，還有N組和O組。

分得這麼詳細，是因為科學家發現，不同亞類的HIV感染能力不同，有的在同性戀之間傳播能力強，有的在異性間傳播能力強，有的在母嬰之間垂直傳播能力強，而不同地區愛滋病流行的區別正是因為存在不同亞類的HIV－1的緣故。更重要的是，人可以被不同亞類的HIV－1分別感染，也就是說已經是愛滋病毒感染者並且具備免疫能力了，還會被不同亞型的愛滋病毒感染，這樣一來，想要完全免疫必須具備對所有亞型的免疫力。

HIV有這麼多類型就已經夠煩的了，可它進入人體後還經常發生變化，人的免疫系統根本就無法將之清除。等免疫系統產生了針對體內的HIV－1的抗體時，病毒已經變異了。這是因為HIV－1病毒太原始，沒有發育完全，經常會出現缺陷變異，而我們的免疫系統向來都是和有模有樣的微生物打交道，遇到這種原始水準的病毒還真沒有什麼有效的辦法。

用常規的免疫學方法無法製造出疫苗，研究人員開始絞盡腦汁想各種可能的辦法、試不同的思路，以圖有所突破。可惜這些疫苗進入臨床一期、二期後的效果都不理想，很多疫苗不要說百分之百防護了，連刺激足夠的抗體都難以做到。二〇〇七年九月，美國國家衛生研究院和默克公司宣佈，他們聯合以腺病毒為載體研製的HIV－1疫苗經過在美洲和澳洲三年的大型臨床試驗，被證明是無效的，不得不宣告結束。

這項大型疫苗試驗活動不僅無效，而且再一次出現了可笑又可悲的結果：儘管研究人員再三提示參加試驗的同性戀者和妓女提防愛滋病，但接種對照物的九百二十二人中有三十二人被HIV感染，而九百一十四名接種疫苗者中竟然有四十九人被HIV感染，再一次出現接種疫苗者比未接種疫苗者 HIV 感染率高的現象。目前各種愛滋病疫苗的臨床試驗結果都顯示，無法對接種疫苗者提供百分之五十以上的保護率。

愛滋病是由病毒引起的疾病，目前的科學研究對於病毒感染，尚無特效的藥物，對待病毒感染，最直接有效的辦法就是以疫苗預防。只有研製出切實有效的愛滋病疫苗，人類才算掌握了戰勝愛滋病的有力武器。因此，愛滋病疫苗的研製是全球抗擊愛滋病行動的頭號任務。

在過去的二十多年裡，以美國為首的各國政府和科學研究機構、公司花了數以十億美元計的經費，把 HIV 疫苗的研製作為抗擊愛滋病流行的當務之急，可到目前為止，依舊看不到一點曙光。不斷的失敗使科學家們從狂妄的大科學的心態中清醒過來，意識到人類和自然界的賓主關係並未改變。在企圖改造自然之前，人類還需要充分地瞭解自然。愛滋病毒讓科學家們虛下心來，靜下心來，去除浮躁，準備踏踏實實地打一場持久戰。

不是病毒太狡猾，而是我們太無能

無論是治療愛滋病的藥物還是愛滋病疫苗，之所以無法研製成功，不單純是因為人類還沒有好點子，科學還沒有發展到那樣的高度，更重要的是因為人類還不十分瞭解愛滋病的自然史。

愛滋病在全球大範圍出現不過三十年，它在人類中的流行情況和特點尚未被充分地瞭解。儘管對HIV的結構序列已經研究得很清楚了，但是對於它在人群和人體中的變化、它的功能特性、它的流行趨勢和特點，人類瞭解得都很不完善，因此還要繼續進行流行病學調查，收集愛滋病毒的資料，充分瞭解它的自然史。也許把這些都瞭解清楚了，我們就會發現HIV的弱點，就能夠找到突破點。人類需要的是時間，因為全球化而失去的對抗愛滋病的時間。

科學的失誤和自大並不代表科學的無能，只能說明人類本身具有缺點。對付愛滋病和愛滋病毒，人類能夠仰仗的只有科學。我們應該堅信科學最終能夠戰勝愛滋病，只是這一天比我們想像的更為久遠而已。

愛滋病疫苗的研究表面上看似轟轟烈烈，其實雷聲大雨點小。二十世紀八○年代和九○年代之交，政府和私人企業在愛滋病疫苗的研究上曾經下了血本，可是隨著研究和臨床觀察的深入，發現這是一個持久戰，私人企業特別是大藥廠當即打了退堂鼓。全美各大藥廠現今在愛滋病疫苗上的總投入也許還不如一家藥廠在一種藥上的投入。藥廠要的是效益，看不到效益的東西是不會繼續投入的。

愛滋病病毒固然狡猾，但疫苗的難產，並非單純是病毒本身的原因。可以說，問題不單在於「敵人狡猾」，更在於「我們無能」。這個「無能」的原因之一是大型企業興趣缺缺，以美國為例，現在堅持研製疫苗的只有靠聯邦政府資助的一些研究人員和國家衛生研究院。大藥廠只有看到有希望時，才會在臨床試驗時予以投入。

造成這種集體漠視的原因在於利潤追求，各大藥廠都不願意做研發，只願意製造出藥來——不管有用沒用，幾千萬愛滋病感染者都願意一試——短線的誘惑是無窮的，誰還願意放長線釣大魚？

在一般人看來，只要某個藥廠研製出愛滋病疫苗，那就是找到了聚寶盆，可在藥廠老闆眼裡，情況並非如此。因為愛滋病毒和天花病毒不同。天花隨風傳播，國不論貧富，人不論膚色，只要沒有接種疫苗的，都有可能被感染。而愛滋病一是通過性行為傳播，二是通過醫源傳播，三是通過母嬰垂直傳播。對於先進國家的國民來說，只要政府下力氣，醫療機構嚴格把關，自己的行為檢點些，是沒有必要擔心感染愛滋病毒的。歐美很多國家的實際情況正是如此，以血液感染為例，美國血液感染HIV的可能性在二十萬分之一以下，比例極低。

性行為傳播也一樣。在人們的印象中，像美國這樣的國家，男女關係應該很隨便。愛滋病剛開始流行時，有些流行病學調查結果也確實證實美國人性關係隨意，因此預言愛滋病將以異性傳播的方式在美國氾濫。但經過這麼多年的觀察，實際情況是，性交途徑傳播HIV的情況在美國並不嚴重。

西方國家愛滋病流行的趨勢比較平穩，對愛滋病疫苗的需求並不強烈。真正急需愛滋病疫苗的全是發展中國家，尤其是撒哈拉南部的非洲國家。可那些國家多數貧窮，哪家大藥廠願意做慈善家呢？

和發達國家相反，愛滋病流行在很多發展中國家未能得到控制，各種途徑的傳播都越來越嚴重，加上知識普及的落後，使得這些國家在愛滋病預防和控制上與發達國家的差距越來越大，疫苗是他們唯一的希望。

既然這樣，發展中國家只好自己研發愛滋病疫苗了。但是，所謂「發展中」的意思就是不富裕，沒錢。愛滋病預防控制是一個全社會的行動，對人力物力的依賴很嚴重，國際援助看起來不少，分攤下來卻只是杯水車薪而已，要想取得成效，主要得靠自己掏腰包。泰國的情況就很典型，能夠將愛滋病流行控制住，主要是因為政府下了大本錢，全球能夠像泰國這樣做到傾全力抗愛滋病毒的發展中國家沒有幾個。各國在進行愛滋病日常預防控制上的錢都捉襟見肘，甚至連救急的錢都沒有，又怎麼可能花大把的銀子去研究疫苗？再說，愛滋病疫苗的研製需要一定的科學基礎，世界上有這種實力的國家並不多。

文明非病

愛滋病的出現不僅對當代科學是一個嚴峻的考驗，對當代各國的政治體系也是一個嚴峻的考驗，對進展到今天的人類文明同樣是一個考驗。愛滋病將和人類長期共存，因為HIV與天花病毒等只在發病期才有傳染性的病毒不同，感染HIV後終生都有傳染性；其他多數病毒感染後會出現症狀，因此能夠被發現和提防，可是HIV感染後很多人在很長一段時間內毫無症狀，無症狀的時間往往長達數年甚至幾十年之久，許多感染者會在無意中傳播病毒。近年來，雖然全球愛滋病毒的感染率有所降低，但累積的感染者越來越多，這是人類面臨的嚴重問題。

很多人認為，愛滋病是文明發展到特定階段的必然產物。他們一方面將責任推給現代科學的高速發展，另一方面將責任推給社會的弊病，比如吸毒、同性戀和性解放。其實，說愛滋病是文明發展到特定階段而出現的疾病的人們忘記了一個事實，導致愛滋病毒傳播的諸多因素並不是最近幾十年才出現的。

吸毒、同性戀和濫交使愛滋病得以在全球流行，但愛滋病並非由這些行為引起的。因為同性戀是人類一個非常古老的行為，只不過近年來從地下走上地面，逐漸為人所知而已，同性戀族群的數目和分佈範圍並沒有大的變化；濫交雖然在西方國家因為性解放而興起，但是在非洲一直存在；吸毒傳播愛滋病也是因為吸毒族群中混入愛滋病毒感染者而造成的。因此，僅僅通過禁毒、制止同性戀和濫交是很難達到控制愛滋病流行的目的的，因為這相當於要讓人類戰勝原始的欲望，而原始的欲望，是最難戰勝的。

那麼，在沒有有效的藥物和疫苗的今天，人們應該如何對抗愛滋病？

專家指出了一條路：行為干預。針對容易被愛滋病毒感染的族群，即HIV高危險群進行宣傳教育，使他們改變容易感染愛滋病毒的危險行為，從而減少愛滋病毒傳播的可能，以達到降低愛滋病毒感染率的目的。

拿吸毒的問題來說，從科學的角度看，既然禁毒很難，戒除毒癮也不容易，那麼，就應該對吸毒族群進行宣傳教育，告訴他們在吸毒時，共用針頭可能會傳染愛滋病。事實上，這個知識不僅應該針對吸毒族群進行宣傳，更應該讓公眾瞭解，因為公眾中就有潛在的未來的吸毒人員。

而對於同性戀，應該承認這是一種生理現象，承認就算在愛滋病面前，同性戀者們也無法改變自己的性取向。應該通過行為干預告訴同性戀者，男同性戀者容易被HIV感染的原因是，直腸黏膜很脆弱，容易受到傷害，因此更容易被愛滋病毒感染。因此，同性戀者在性行為中應使用避孕套。更重要的是，提倡同性戀也要有固定的性伴侶，這才是預防愛滋病的最佳辦法。從這個意義上說，容許同性婚姻對預防愛滋病是有好處的。

對使用避孕套的宣傳也存在同樣的問題。避孕套對愛滋病毒具有預防作用，這個知識並未廣泛全面地傳達給公眾。根據在美國進行的調查，一個人對避孕套的使用率和其擁有性夥伴的數量成反比，也就是說，希望濫交的人通過使用避孕套來預防愛滋病的思路不一定行得通。不過，泰國在愛滋病流行的局面下，通過加強安全性交的教育和要求妓女必須用避孕套等措施，經過十年的努力，愛滋病毒感染率比預期的降低了百分之四十。在盧安達，在推廣使用避孕套的同時要求民眾改變性行為。到二〇〇〇年，盧安達婦女的性夥伴從一年前的平均八・四位下降到二・五位，同期 HIV 的感染率從百分之二十一・二下降到百分之六・二。

總之，要戰勝愛滋病，還是需要依靠科學。

落後與愚昧才是禍根

隨著對愛滋病毒研究的深入，人們已經確定了它的來源：與歷史上其他傳染病的致病原一樣，愛滋病也來自動物。

雖然已經分析出，現在流行的愛滋病毒是大約在一九三〇年前後的二十年間經過變異形成的，可是研究人員相信，類似的變異在之前的幾百年裡曾多次出現過，只不過病毒沒有成功地進入人類社會罷了。換句話說，類似的變異會不斷在動物身上形成，一旦有機會，就會在人群中掀起像 SARS 那樣的風暴。

為什麼包括愛滋病毒在內的動物病毒會不斷地進入人類社會？道理很簡單：因為人類不斷侵入動物的領地，使人和動物的接觸日益密切。在中非的集市上，隨處可見血淋淋的野生動物屍體，這是當地人的口糧。研究人員對集市上的猩猩肉採樣分析後，發現 SIV 的感染率達到百分之二十。可以肯定地說，在那裡，SIV 在人體內不斷和 HIV 進行重組，新的 HIV 亞型將會不斷出現。

SARS 也是因為人類食用野生動物而引發的。但與愛滋病相比，SARS 出現後引發的緊張情緒比愛滋病嚴重多了，這是因為 SARS 病毒的傳染性更強。SARS 作為一種前所未有的病毒，通過空氣傳播、沒有簡易準確的診斷方法、沒有治療的藥物，居然很快就得到了控制。可是愛滋病毒這種非要密切接觸、在空氣中一露面就死、也很容易被診斷的病毒，為什麼就無法控制？

從病毒自身的特性上很難找到說服人的理由，真正的原因還得到病毒的源頭去找。SARS 出自中國，這裡是人類遷移史上較為晚期的落腳點，雖然有讓我們自豪的北京人、元謀人等，但這些遠古人類都滅絕了，沒有留下後代，我們都是從中非走出來的那群人的後代，在這片土地上落腳最多不過一萬年吧。因此，SARS和人類共存的歷史最多也不過這萬把年，所以從基因的角度來說，現代人類與SARS並不算陌生。

而愛滋病毒就不同了。它起源於人類的發源地，也許在幾十萬年甚至上百萬年前，它就和我們的祖先和平共處了。當它離開發源地，擴散到全球各地時，當地的人們對這種原始古老的病毒完全陌生。現代人類的基因可以經受SARS這種高傳染性病毒的考驗，卻無法承受愛滋病毒這種軟綿綿的腐蝕。原因就在於這種病毒對人類而言太陌生、太原始了。

將各種病毒的流行歸罪於現代文明，顯然是錯誤的。從根本上講，如果不改變舊有的愚昧落後的習俗，特別是飲食上的陋俗的話，類似的瘟疫還會席捲全球。

另外一個是麻疹，美國的麻疹因為疫苗的接種而滅絕了，但在全球麻疹病例還很多。雖然一些國際組織正在進行全球消滅麻疹行動，但這並不是短時期內可以完成的。每年還有超過十萬人死於麻疹，感染者以千萬計，繼續進行麻疹疫苗的接種工作非常重要，否則就會使得麻疹死灰復燃，全球滅絕麻疹行動也就不可能成功。

美國有一些科學精英在疫苗接種上採取很自私的舉動，他們不讓自己的孩子接種疫苗，這樣做並不是因為不相信疫苗，而是出於安全性的考慮。對於整個人群來說，並不一定要每個人都接種疫苗，只要疫苗的接種率達到一定程度，比如百分之九十以上，傳染病就會因為沒有足夠的無相應免疫力的對象而無法傳播。這些精英的做法是基於其他人都接種了疫苗，他們的孩子雖然不接種，也能夠獲得保護的考慮。但是這樣一來，就留下了隱患，這些兒童是傳染病的易感人群，這麼想的人如果多起來，加上那些因為其他原因而反疫苗的人，整個社會的安全性就會受到影響。

腮腺炎病毒、風疹病毒等傳染病病原也在環境中存在，一旦人群疫苗接種率下降，就會成為嚴重的健康威脅。因為對MMR疫苗有疑問，英國的MMR疫苗接種率不足，導致二○○六年腮腺炎流行，多達七萬人生病。這次流行也波及了美國，在中西部州造成四千例腮腺炎，大約三十人出現癲癇、腦膜炎和失聰症狀。

現在脊髓灰質炎病例已經見不到了，但只要接種停止十年，脊髓灰質炎就會捲土重來。一九七八年和一九九二年，荷蘭的一個拒絕接種脊髓灰質炎疫苗的教派的教民中兩次爆發脊髓灰質炎流行，導致數名兒童殘疾。幸好周圍社區的兒童脊髓灰質炎疫苗接種率達到百分之九十八，這次流行只局限於這類教民之中。

破傷風也一樣，蘇聯解體期間，社會動盪，疫苗供應不足，免疫接種工作受到影響，很快就出現五萬例破傷風。

一些地區，比如非洲，疫苗接種率沒有達到一定的水準，所以能夠被疫苗預防的傳染病的流行依然很嚴重。這就足以告誡我們，疫苗雖然不是萬能的，但確實是人類不可缺少的生化武器。

病毒學發展起來之後，病毒不斷地被發現，但也不過幾千種，和幾乎數不清的細菌的種類相比要差得遠。新的病毒還在不斷地被發現，越來越多的疾病也被發現和病毒感染有關，但大多數這種病毒和疾病的相關性類似於腫瘤的情況，屬於不平衡導致的。在正常情況下病毒的存在起碼是無害的，只有在異常的情況下才會致病。

病毒病依然是對現代醫學的嚴峻考驗，或者說病毒學還沒有出現自己的黃金時代，在一定程度上還在探索之中，其主要原因是病毒的高度變異性。病毒是一種很古老的生物，因此是很低級的生物，其特點之一就是基因的不穩定性，在複製的過程中很容易出現錯誤。正是這種不穩定性成為某些病毒在宿主中生存最有力的武器，人類的免疫系統對此一籌莫展。剛剛把病毒的形象列入另冊，病毒已經變異了，不是原來那個形象了，鑽了免疫防疫的漏洞，流感病毒疫苗和愛滋病病毒疫苗就是因為這個原因而遲遲不能問世。

這些成為高傳染源的病毒都不是和人類一起進化的病毒，和成為高傳染源的細菌一樣，都是外來的，也同樣來自動物。愛滋病病毒是從動物病毒變異成人類病毒的，流感病毒則在人類病毒和動物病毒之間不斷地雜交。對付病毒病的一大難處就在於它們的動物宿主，例如對付禽流感，是不可能給全球每一隻野鳥都接種禽流感疫苗的，因此就沒有徹底控制的可能。

愛滋病、SARS、禽流感與豬流感，都是動物病毒進入人體所引起的高傳染性疾病，隨著地球生存環境的不斷惡化，人類被動物病毒入侵的情況還會繼續發生，新的病毒性傳染病也會繼續出現，人類和病毒之間的戰爭也許剛剛開始。

人類免疫缺乏病毒感染

第三類法定傳染病

主要傳染途徑—性接觸或血液傳染

愛滋病是由愛滋病毒所引起的疾病。愛滋病毒會破壞人體原本的免疫系統，使病患的身體抵抗力降低，當免疫系統遭到破壞後，原本不會造成生病的病菌，變得有機會感染人類，嚴重時會導致病患死亡。

愛滋病就是後天免疫缺乏症候群（Acquired Immunodeficiency Syndrome，AIDS）的簡稱，就是指因為病患身體抵抗力降低，導致得到各種疾病的症狀。

愛滋病毒為人類免疫缺乏病毒（Human Immunodeficiency Virus, HIV）的簡稱，是一種破壞免疫系統的病毒。

傳播方式：

愛滋病毒是透過體液（如血液、精液、陰道分泌物、母乳等）交換傳染的，傳染途徑包括：

(一) 性行為傳染：與愛滋病毒感染者發生口腔、肛門、陰道接觸的性行為，就有受感染的可能。

Acid Testing，NAT），可縮短空窗期，並提高愛滋病毒感染早期發現的機會。

發病症狀：

愛滋病的發病症狀變化極大，隨著依病患感染者的免疫力好壞、感染細菌的種類及感染部位的 同，會有不同的發病症狀。

譬如，感染肺囊蟲就會引起肺炎症狀，感染肺結核菌就會引起肺結核症狀，感染口腔念珠菌就會引起念珠菌症狀。

預防方法：

(一) 安全性行為：單一固定的性伴侶，避免嫖妓、援交、一夜情，性行為時要全程正確使用保險套，若需要使用潤滑液，應選用水性潤滑液，不可使用油性潤滑物質（如嬰兒油、凡士林），以避免保險套破損。

(二) 不要共用注射針頭、針筒、稀釋液。

(三) 性病患者請儘速就醫，並檢驗愛滋病毒。

(四) 懷孕時要接受愛滋病毒檢查，如果媽媽確定為愛滋病毒病患感染者，從懷孕期間就要開始接受預防性用藥，有需要時選擇剖腹產，並且避免餵母乳。

資料來源：衛生福利部疾病管制署 http://www.cdc.gov.tw/

(二) 血液傳染：與愛滋病毒感染者共用注射針頭、針筒、稀釋液或輸入被愛滋病毒污染的血液或血液產品等。

(三) 母子垂直感染：感染愛滋病毒的婦女懷孕生產，可能會在她懷孕、生產或哺乳時，將病毒傳染給她的嬰兒。

潛伏期：

愛滋病的「潛伏期」是指「感染愛滋病毒後，到發病的時間」。典型愛滋病的潛伏期，從感染到發展成為愛滋病患，快者半年至 5 年，慢者 7 年至 10 年或更久。如果使用藥物控制治療，可以延緩發病，延長潛伏期。

另外，愛滋病毒感染有一個需要注意的「空窗期」問題，「空窗期」指的是「感染愛滋病毒後，到可以被檢查出來的時間」。在得到愛滋病感染的初期，可能檢驗不出來病患已經得到了愛滋病毒，這就是所謂的「空窗期」，空窗期時，病患感染者體內的愛滋病毒數量多，傳染力強，可以傳染愛滋病給其他的人。在愛滋病毒感染後，人體不會立即產生抗體，因此以一般的抗體檢測，大約要 6-12 週後才能被檢查出來，若以偵測愛滋病毒抗原之檢驗方式，如：1. 以愛滋抗原 / 抗體複合型檢測 (HIV antibody and antigen combination assay) 篩檢，並經中和試驗 (Neutralization test, NT) 確認、2. 分子生物學核酸檢測（Nucleic

流感

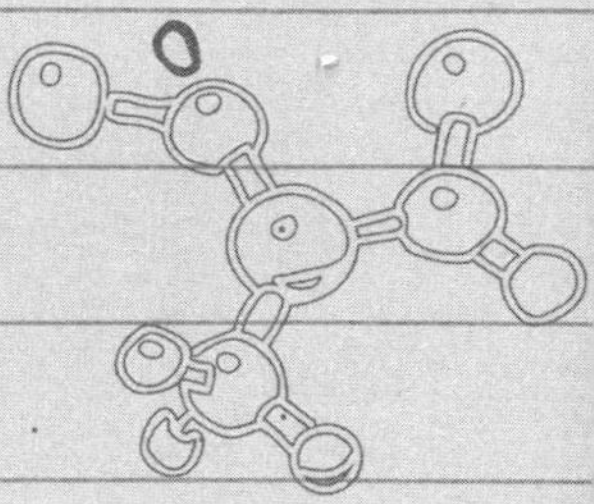

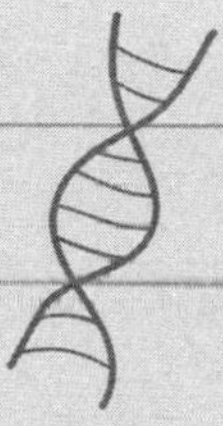

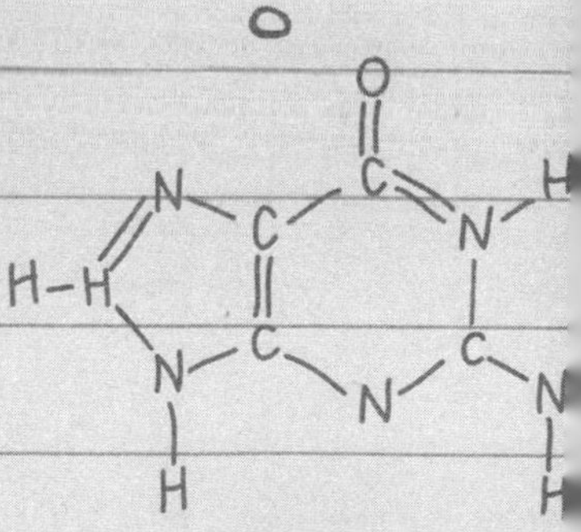

流感

末日的開始

二〇〇九年春天，全球報警，豬流感爆發。

豬流感從墨西哥開始，蔓延到美國，然後迅速遍及全球。很多國家相繼採取激進做法，殺豬的殺豬，隔離的隔離，力求將豬流感的威脅控制在最小的範圍之內。一時間，「豬流感」一詞婦孺皆知，成了使用率最高的名詞。

從SARS、禽流感到豬流感，二十一世紀的第一個十年並不太平，熟悉的世界好像突然陌生起來。對於很多人來說，豬流感成了巨大的威脅，實在有些莫名其妙。科學家告訴我們，禽流感之所以可怕，是因為世界上有數不清的野鳥，會導致全球性禽流感流行。但是，整個世界的野豬數量應該沒有那麼多，豬都被圈養起來了，可為什麼豬流感折騰得比禽流感還厲害？

聽起來不過是小小的感冒，為什麼如此可怕？科學發展到了今天，為什麼對流感還是束手無策？而所謂的流感疫苗又是怎麼回事？……

說起流感，那話就長了。一九一八年三月九日，美國，堪薩斯州，賴利軍營，大風。

愛德華・施里納上校叼著煙斗，在風中漫步，表情看上去有幾分焦慮。

堪薩斯的春天多風，連日的大風吹得施里納心神不寧，作為賴利軍營的醫院主管，施里納覺得這樣下去早晚要出事兒。以賴利軍營營房的堅固程度，除非有龍捲風刮來，否則不會出現問題，施里納擔心的是傳染病。

捲入一戰後，全美處於緊急動員狀態，到處都在徵兵。短期的訓練後，成千上萬的美軍源源不斷地來到歐洲戰場。各個軍營裡擁擠不堪，來自各地的年輕人在這裡集中受訓，然後被送往歐洲戰場。賴利軍營也一樣，不僅進駐了兩萬六千多名士兵，還有大量的馬匹和騾子。

軍營周圍是牧場，有數不清的牲畜。本地的農民焚燒牲畜糞便產生的濃煙源源不斷地飄到營地上空，害得營地裡的士兵們不停地咳嗽。營地裡除了暖氣不足、熱水缺乏和衛生間不夠用之外，最讓施里納擔心的是呼吸道疾病。醫院裡不斷出現肺炎、麻疹和流感患者，一旦出現容易傳染的病原，就有可能在軍營裡引起大流行。

施里納在充滿濃煙的風中待了許久，終於下定決心。回到辦公室，他提筆寫信，向戰爭部反映他的憂慮，要求儘快改善賴利軍營的衛生條件。

兩天後，還在睡夢中的施里納被敲門聲喚醒。敲門的是醫院的護士長伊莉莎白・哈定。

伊莉莎白告訴施里納，醫院裡來了好幾名流感病人。施里納匆匆洗漱一下，三步並做兩步到了醫院，遠遠就聽到陣陣咳嗽聲。

這天凌晨，炊事兵蓋提徹因為發燒、頭疼、咽喉疼、肌肉痠痛來到醫院，伊莉莎白檢查之後，馬上對他進行了隔離。一個小時之內，又有幾名症狀相同的病人陸續來到醫院，被留院觀察。施里納趕到後，馬上採取緊急措施，儘快處理病人。到午飯時，醫院一共住進了一百零七名流感病人；到了週末，病人達到五百二十二名，施里納知道自己的預感變成了現實。

賴利營地開始流行流感，五週之內，共有一千一百二十七名士兵患流感，其中四十六人死於流感引發的肺炎。與此同時，美軍其他營地也出現流感流行，海軍軍艦的甲板上滿布病號。

四月，這批新兵訓練完畢，離開各個營地，上船前往歐洲。運送美軍第十五騎兵師的軍艦上首先爆發流感。在賴利營地受訓的九十二師於五月初到達法國後，流感便開始在法國流行，並迅速傳到歐洲各處。五月中旬，海外的美軍醫院住滿流感病人，當時流感被稱作「三日燒」，因為得病後患者會發三天高燒。

可是在美國，流感幾乎找不到蹤跡。因為這一波流感只在軍營中流行，並沒有波及平民。士兵出發前往歐洲，流感也被帶走。當時大戰已經到了最後的關頭，因此，軍中上下對突然爆發的「三日燒」並不重視，疫情被有意掩蓋，只有法軍司令部擔心因此造成部隊減員，要求各部隊用電報上報所有的流感病例。

由於交戰各國為了不讓對手探聽虛實，對新聞報導進行了嚴格的控制，外界無法得知究竟有多少人患上流感，但是交戰雙方的軍隊很快就因為流感造成的大量減員而喪失了進攻能力。美軍的不少軍艦只能停泊在基地，因為一半以上的水手躺倒了。英國皇軍海軍在五月有整整三週不能出海，因為超過一萬名水兵患著流感。到了六月，英國陸軍患病人數超過三萬人，是一個月前的六倍。預定於六月三十日發動的對德軍的一次進攻不得不取消。英王喬治五世也成為病人之一，躺在床上動彈不得。

德軍原定七月發動的對協約國左翼的進攻也因為流感而取消，很多歷史學家相信，如果這場進攻成功的話，德國很可能會贏得戰爭。德軍統帥魯登道夫在寫給也正在患流感的德皇威廉的報告中，把德國失去贏得戰爭的最後機會歸咎於這場突如其來的流感。由於患流感的士兵多得數不勝數，德軍完全喪失了進攻能力。交戰雙方軍隊流感病人滿營，連站崗的人都快找不到了。

可是在中立的西班牙，由於沒有軍事管制和新聞控制，人們感覺流感幾乎在一瞬間蔓延到了全國各個角落，包括國王在內，全西班牙共有八百萬人患流感，也就是每三個人中就有一個流感患者。在這種情況下，整個歐洲的流感疫情再也無法掩蓋。而「三日燒」也因此有了正式的名字：西班牙流感。

它另外一個名字則更為浪漫：西班牙女郎。

霓裳

對於西班牙流感和西班牙女郎的名稱，西班牙人從一開始就喊冤。這是一場冤假錯案，因為流感是從外國傳進來的，和西班牙一點關係都沒有。可是，這兩個名字已經和流感一樣長上了翅膀，西班牙流感如旋風一樣飛翔。六月來到亞洲，在中國和日本流行，當時在上海的一位外國醫生形容流感如同雷達電波一樣在人群中擴散。與此同時，俄國、奧匈帝國、德國、土耳其、印度、菲律賓等等，都被西班牙流感關照。

就在全球開始陷入恐慌的時刻，一九一八年夏天的某一日，在奪去了上萬人的生命之後，西班牙流感突然消失了。很多人感到如釋重負：看來這不過是每年春天例行的流行感冒，隨著天氣轉熱就自然消失了。雖然醫院裡仍然擠滿了虛弱的病人，各地的醫生們也發現這次流感在流行中已經開始出現變化，特別是死者出現了肺部症狀。雖然過去幾個月的流行已經比以往幾次流感大流行都更為嚴重、死亡率更高，可是人們還是一邊慶幸西班牙女郎無影無蹤，一邊開始憧憬戰後的生活。

這一波流感並沒有引起太大關注的另一個原因，是因為雖然戰爭還在繼續，但已經到了即將勝利的時刻，後方的愛國熱情空前高漲。一九一八年夏天的波士頓沉浸在愛國的熱浪中，海員、士兵和平民，群情激昂，但危機也在悄悄地醞釀。

八月二十九日，海軍醫生布萊恩向華盛頓遞交了一份報告，指出波士頓海軍基地裡軍民混雜、衛生條件惡劣，擔心無法防止流感的流行。因為只在軍營中流行，第一波流感對美國民眾沒有產生什麼影響，民眾也沒有防護意識，布萊恩認為這是一件非常值得擔憂的事。報告剛剛寄出去，布萊恩便有些後悔了，因為他不得不寫另外一份報告：就在這一天，在他的管轄區內，一共出現了五十八名流感病人。

由於戰爭年代的新聞管制，布萊恩並不知道，一個星期前在美軍登陸歐洲的主要港口：法國的布倫斯特，西班牙流感重新出現。流感於八月二十八日被海員帶到波士頓，當天就有八個人發病，第二天有五十八人發病，第四天病人人數達到八十一個，一個星期後病例為一百一十九人。

就在這一天，四千人包括一千名水兵參加了波士頓「為自由贏得戰爭」的遊行，當晚一位平民因為流感入院。兩天後，數千人參加了哈佛大學海軍廣播學校開幕式，舞會一直持續到半夜。九月八日，波士頓有三名病人死於流感，包括一位海軍士兵、一位海軍機械師和一位平民。九月十一日，《波士頓環球報》（*Boston Globe*）有一篇訃告，紀念一位叫凱薩琳・考拉漢的志願者，她因為照顧士兵過度勞累而去世，訃告還提到凱薩琳的母親和妹妹也因為肺炎而住院。

此時，波士頓衛生當局還在盡可能地避免引起市民心理恐慌，市衛生局長伍德沃德簽署了一個溫和的公告，告訴市民一旦感冒便臥床休息、服用非處方藥。然而到了九月十八日，伍德沃德估計全城起碼有三千名流感病例，在過去的二十四小時，共有四十人死於流感，他不得不宣佈全城進入緊急狀態。城市的街道死一般沉寂，所有的遊行和聚會都無限期延期，臨時的醫院裡擠滿了咳嗽不止的病人。

波士頓的醫生們注意到這波流感和春天相比，已經發生了變化，大約有百分之二十的流感病人症狀很輕，很快痊癒，其餘的病人都會出現下面三種情況：一種是發病很溫和，病人以為很快就會痊癒，但是一兩天後體溫突然升高，病人死於肺炎；第二種是發病嚴重，接下來是肺病症狀，然後痊癒；最後一種情況是症狀十分嚴重，呼吸困難，肺部積液，病人因為缺氧而面部青紫，在三十六到四十八小時內死亡。

九月八日，流感抵達離波士頓三十英里的德文軍營，一夜之間，這裡成為地獄。

一九七九年十二月號《不列顛醫學雜誌》（*British Medical Journal*）發表了格拉斯哥大學的**N・R・**格里斯特送交的一封信，這封寫於一九一八年九月二十九日的信，署名者為瑞，是德文軍營的一名醫生。除了他叫瑞之外，我們已經無法確定他的其他資訊。這封在底特律沉睡了六十一年的信描述了在寫信之前四個星期德文軍營流感流行的情況：

> 流感到來之時，營地裡有五萬人，由於流感傳播速度太迅速，軍營的日常工作不得不停止，所有感染的士兵都被隔離了。士兵們剛剛得病時症狀看起來和普通流感沒什麼區別，但士兵到軍營醫院就診時，病情很快發展為一種很嚴重的肺炎。兩個小時後，士兵顴骨上出現色斑，再過幾個小時，發紺從耳朵開始逐漸蔓延到臉上，到最後覆蓋全身，看不出病人是黑人還是白人。這種境況只會持續幾個小時，病人無助地努力喘息，最後窒息而亡。太可怕了。平均每天死亡超過一百人，而且數量還在不斷增加中。
>
> 棺材根本不夠，屍體堆積成山，太平間的場景比法國的血腥戰場還要恐怖。屍體多到不得不額外徵用一個營房做太平間，讓死去的士兵身穿戎裝，分兩排躺在裡面。我們根本沒有時間休息，每天凌晨五點半起床，一直工作到晚上九點半，睡覺，然後再起床。

德文軍營的嚴重情況已經震動了華盛頓，受醫學總監威廉・戈加斯派遣，約翰霍普金斯大學公共衛生學院院長威廉・亨利・韋爾奇於九月二十三日抵達德文軍營。

六十八歲的韋爾奇是當世醫學泰斗，在一次世界大戰中他不顧年事已高，於一九一七年和霍普金斯大學其他醫生一起遠赴歐洲，加入美軍醫療隊。最近剛剛完成對美國南部美軍各營地的衛生情況的調查，調查的結果令人滿意，南方各軍營的衛生條件非常好，美軍的健康也絲毫沒有值得擔憂的地方。

韋爾奇正在認真地考慮退休的問題，他認為自己已經完成了對國家的服務和奉獻，沒有想到國家對他最後的呼喚居然沉重得讓他無法承受。

如火如荼

和韋爾奇一起來到德文軍營的還有美國醫學協會前主席維克多・沃恩、洛克菲勒研究所所長魯佛斯・科爾、哈佛醫學院的西蒙・瓦爾巴。他們在凌晨的雨中走進營地，發現本來只能容納三萬五千人的營地住了四萬五千人，在他們到達的前一天，死了六十六人，到達的當天，又死了六十三人，只有兩千張病床的醫院收容了八千名病人。

停屍房的景象更讓幾個人終生難忘。他們都剛剛從歐洲戰場歸來，那裡的情況和這裡相形見絀。沃恩是位參加過美西戰爭的老兵，也被震驚到顫抖的程度。韋爾奇打開一位死者的胸腔來驗證，因為無法相信是流感造成的，甚至以為是鼠疫的後果。

就在韋爾奇等人來到德文軍營、為這裡的慘狀所震驚的三天之後，電報如雪片一樣飛往威爾遜總統的辦公桌。率先告警的是麻塞諸塞州代理州長、後來出任總統的柯立芝，他要求政府派遣醫生和護士前往麻塞諸塞州，因為全州得流感的人數超過五萬，就在他告警的當天，僅波士頓就死了一百二十三人。

隨即佛蒙特、羅德島、緬因等州的州長也十萬火急地要求醫護人員增援，因為本州的醫生和護士已經不堪重負了。但是，聯邦政府根本就沒有醫護人員可以抽調，流感已經如同星火燎原，有的城市超過一半的人患流感。美國東部已經找不到沒事幹的醫生了，各地的醫生都讓一群一群的流感病人搞得焦頭爛額。

歐洲前線急需兵源，但五角大廈居然宣佈取消了原定的徵兵十四萬的計畫，因為別無選擇，九月共有一萬兩千人死於流感，所有的美軍基地病兵滿營，再徵兵只會增加更多的流感病人，讓軍隊的醫院更加無法應付。

進入十月，流感在波士頓進入流行高峰。到十六日，已經有三千七百多人死於流感。城裡醫護人員奇缺，有關人員大聲呼籲，要求健康的人們挺身而出，志願護理病人、開救護車、清潔，承擔無數沒有人做的公共事務。因為很多老師生病，學校不得不關閉；城裡的火車根本無法正點運行；由於八百多接線員生病，市政府要求市民少打電話，以便有能力接收急救電話。

為了減少人與人之間的傳播途徑，市中心的劇場關閉了，商店和理髮廳關閉了，旅館和酒吧雖然依舊開放，可是不容許跳舞。而有一些行業忙得不可開交：棺材不夠用，沒有足夠的挖墓人，城裡送葬的隊伍川流不息。

後方驟然成了前線，真正的前線依舊戰火紛飛。美軍和德軍正在聖米耶爾和阿爾貢森林激戰，雙方在某些關鍵地點反覆爭奪，拚到了肉搏的程度。德軍一退再退，西班牙流感也就從美軍傳給德軍。本來在人力上就處於弱勢的德國在西班牙流感的第二次流行中再也無法補充前線的消耗，而他的對手們也在憤怒地指責德國使用生化武器，造成士兵吐血窒息。

美軍並非無中生有，因為國內的報紙連證人都找到了，證明德國軍艦趁著夜色溜進波士頓港口，然後偷偷把病菌釋放出來。

另外一種說法得到官方證實，德國間諜混進波士頓，在劇場裡面打開了細菌管。更觸目驚心的說法是德國藥廠把病菌放在了阿斯匹靈裡面。

美國各地的報紙上全是這類消息，不斷有各級政府有關部門負責人出面證實，美國人對德國人的恐懼和憤怒越來越強烈，導致一些無辜的德國移民被人殺死，還有一些德國移民經受不住壓力而自殺。

這些消息誤導著民眾和官員們，讓他們沒有意識到流感的嚴重性。新英格蘭地區已經遭到流感橫掃，但費城有關部門並沒有提高警惕，九月二十日的大遊行照常舉行。

於是，費城成了這次大流感美國受害最為嚴重的城市。

來臨

早在九月十一日，費城就出現第一例流感病例。對此，費城衛生當局採取的辦法是掩蓋，要求報紙盡可能不用西班牙流感這個詞彙，一來避免引起恐慌，二來是他們相信西班牙流感已經消失了。

流感病例越來越多，九月十八日，費城衛生部門開始號召民眾不要在公共場所打噴嚏。二十萬人參加了九月二十日的大遊行後，第二天西班牙流感馬上在全城各處出現。就在這一天，報紙上刊登了最新的科學研究成果：流感是由細菌引起的，因此科學家能夠將之消滅。

然而，到了十月一日，公開報導的流感病例就有六百三十五例，實際病例比這多多了，很多病例並沒有按規定上報。十月三日，學校、教堂和劇院被關閉，十月五日，一週之內費城死亡兩千六百人，接下來的一週是四千五百人，病人以十萬計。

死者的屍體無法處理，只好放在教堂的停屍房。由於屍體太多，只能四具四具地摞起來，想要儘快下葬，得塞給墓地工作人員五十美元。從九月二十八日到十一月二日，費城共有一萬兩千一百六十二人死於流感，最高峰的十月十日，一共有七百五十九人死亡。由於流感肆虐，人們紛紛離開出現過流感的房子，去尋找避難所，導致沒有發生流感的房子的房價升高六倍。

同樣的事情也在別的城市發生。十月十二日，威爾遜總統親自主導紐約的大遊行，沒過兩週，紐約全城爆發流感。

很多城市因為流感而變得像死城一樣，街上只有送葬的車輛。經常發生的情況是：昨天還在一起工作的同事，一夜之間就死於流感。據說有四個女子在一起打橋牌，第二天其中三個人死於流感。美軍軍營成為流感發作的集中地，謝爾曼營地的一萬三千名軍人有百分之四十患流感，從九月底到十月初死了上千人。

對於流感的成因，專家們開始有了其他的解釋。芝加哥的一位學者是這樣解釋的：流感爆發，是因為歐洲的戰爭使大量的空氣被使用、被污染了。在南非，白人指責是黑人造成了流感流行，或者認為，流感是風傳播的。

科學家更開始大顯身手，疫苗很快被研究出來並開始接種，然而，這些疫苗對西班牙流感毫無作用。在不知道流感成因的年代，製作這些疫苗的方法，只不過是將流感病人的血液和黏膜混在一起，然後濾掉大一點的細胞而已。

各種秘方也出現了，從酒精、氯仿到煙熏。這裡讓病人曬太陽、呼吸新鮮空氣，那邊讓病人好好休息、多吃東西。圖書館關門，因為書籍傳播流感，髮廊關門，因為理髮造成流感。各種預防治療流感的辦法層出不窮，包括穿新睡衣、吃冰激凌、不吃糖、光喝水、吃辣椒、吃洋蔥……儘管已經發現口罩是無效的，舊金山市還是對不戴口罩者罰款一百美元。

與此同時，全球流感疫情也全面爆發，南非的開普敦，由於死人太多，棺材短缺，只好將死者用毛毯裹著，再挖個大坑掩埋。

西班牙流感於一九一八年六七月間抵達中國，上海的流感患者很多，街上均是戴白口罩者，醫院也塞滿患者。自廣州至東北，由上海至四川，流感蔓延廣泛。北平員警患病過半，哈爾濱百分之四十的人被感染，學校停課，商店歇業。當時中國報界稱此疫為「骨痛病」、「五日瘟」、「時疫」。煤都撫順因為患者太多，產煤量僅及平時的四分之一。齊齊哈爾及長春每日死亡者數百，棺材商非常忙，常常造不敷賣。

據一位網友提供的材料，他奶奶家在福建，算是條件非常優越的，兄弟輩都是中國早期的留洋海歸。當時家裡的傭人死了四分之一，兄弟都受到感染，幸好家庭條件比較好，才挺了下來。他奶奶的姐姐那時大約五歲左右，得了流感後送到日本才醫好的，但是耳朵從此聾了。福建當時逃難的人很多，不少田地都荒廢了。他奶奶的奶媽家裡死了十八口人，當地人認為得的是瘟疫，連前來幫忙下葬的人都沒有，只能晾在亂葬崗上！

世界各地的人盡了一切努力，還是不能阻止流感的肆虐。這一波流感似乎專門對身體健康的青壯年下手，常常有人早上生龍活虎地出門，晚上便死於流感。還有的人剛剛問完路，說聲謝謝，便倒地而死。末日景象籠罩著全球，到處一片淒風苦雨。

人們在不停地祈禱，可是號稱萬能的上帝，此時無聲無息。在遙遠的西藏高原，廟裡的鼓聲日夜不停，企圖喚醒昏睡的病人，讓他們不要被魔鬼帶走。

人們在麻木中迎接著末日的到來。

往事如風

往往在最絕望的時候會出現奇蹟，正當人們喪失了與瘟疫抗爭的勇氣的時候，德國因為流感大流行而徹底喪失了戰爭能力，不得不宣佈投降。一九一八年十一月十一日，以外交大臣為首的德國代表團走上聯軍總司令、法國元帥福煦乘坐的火車，簽訂了十分苛刻的停戰條約，這場歷時四年、奪去一千五百萬人生命的世界大戰在人類最灰暗的日子結束了。

人們一下子從西班牙女郎的陰影中解脫出來，戰爭結束了，一切都會光明起來。儘管在歐洲，第二波流感剛剛開始，可是在美國，流感的自然傳播已經進入了末期，患病的人越來越少，城鎮的生活恢復正常，劇院、髮廊、學校、圖書館重新開放，對美國人來說，勝利來得正是時候。

汽笛長鳴，旗幟飛揚，歡聲笑語一下子充滿了美國所有的角落，慶祝活動從白天持續到黑夜，興奮異常的美國人以為戰爭和流感都過去了，然而結束的僅僅是戰爭。第三波流感開始於年底，已經減少的流感病例重新增加，僅紐約市一九一八年十二月到一九一九年一月就有三千人死於流感。

在被戰爭折磨得麻木的歐洲，儘管巴黎在十二月和一月之間也有三千人死於流感，但巴黎和會的新聞徹底掩蓋了流感的存在。一九一九年一月，在巴黎召開國際會議，經過六個月的爭吵，最後制定的《凡爾賽條約》對德國進行了大肆勒索，卻沒有徹底防止德國重新武裝，又在各戰勝國中製造了新的矛盾。正如福煦所預料的：「這不是和平，這是二十年休戰。」一整整二十年後，第二次世界大戰爆發，其禍根正是巴黎和會埋下的。

美國總統威爾遜是這次和會的宣導者，他帶去的「十四點計畫」強調重建國際秩序和制約，但是除了沒有多大用處的國際聯盟外，其主要內容都被改得面目全非。戰後實力最強大的美國在巴黎和會中並沒有起到主導作用，而且威爾遜這位當時世界上最有影響力的人在和會期間屢次舉止怪異。

原來在巴黎和會期間威爾遜突然病倒，咳嗽高燒呼吸困難，他的私人醫生首先想到的是中毒。發病最初十二小時之內，總統生命垂危。威爾遜躲過西班牙女郎的致命誘惑，可是他的身體和精神再沒有恢復過來，於一九一九年秋天因流感後遺症誘發中風，很快從公眾視野裡消失了。他恰巧病倒在關鍵時刻，讓本來應該消除隱患的會議成為戰爭的引子。

最後的豔舞之後，西班牙女郎終於消失了，人們也能夠清點這場浩劫所造成的後果了。

在短短的十個月裡，西班牙流感成為人類歷史上最兇狠的瘟疫，從來沒有一種疾病在這麼短的時間內殺死這麼多人。據估計，全球有五分之一的人受到感染，最初估計共有兩千萬到四千萬人死亡，最新的統計數字估計是五千萬到一億人。全球所有國家和地區幾乎全部受到波及，只有南大西洋上的特里斯坦—達庫尼亞群島是唯一沒有被西班牙女郎光顧的有人居住的地方。而歷時四年的一戰，死亡人數也不過一千五百萬人。

在美國，百分之二十八的人感染流感，部隊的感染率更高，海軍為百分之四十，陸軍為百分之三十六，可以說是西班牙流感使交戰雙方不得不停戰。西班牙流感感染者中百分之二・五死亡，比正常流感的死亡率高二十五倍。美國的死亡人數為六十多萬，超過一戰死亡人數十倍，也超過美國歷次戰爭死亡者的總和。

有些地區更為嚴重，以阿拉斯加為例，很多愛斯基摩村落死亡率達到百分之九十，幾乎遭到滅種之災。

一九一七年美國人均壽命五十一歲，一九一九年美國人均壽命同樣是五十一歲，但是一九一八年美國人均壽命只有三十九歲。

一九一九年春天，西班牙流感徹底在地球上消失了，也很快被人們遺忘了，就連當時參加防疫的專家們也很少提起，因為慘狀讓他們不敢回憶。甚至在專業教科書內，對這一場大流感的描述也不過三言兩語。

這場為期一年的流感殺死的人，比黑死病在兩百年中殺死的人還多，也比愛滋病在過去四分之一世紀殺死的人多，也就是說從來沒有任何一場災難或者瘟疫，能夠在這麼短的時間內殺死這麼多的人，而且讓這個星球每一個有人存在的角落，都付出了慘重的代價。人們衷心希望西班牙流感徹底消失，讓一九一八年的一切都被風吹得一乾二淨。

魔鬼

「Influenza」這個名字誕生於義大利威尼斯。一六五八年，黑死病剛剛離去，威尼斯流感大流行，六萬人死亡，驚慌的人們認為這是上帝的懲罰，是行星帶來的厄運所致，所以將這種病命名為「Influenza」，意思即魔鬼。這個名稱被一直沿用下來。一九一八年的西班牙流感更只能用魔鬼來形容了。

流感是由流感病毒引起的，這種病毒很容易在人群中傳播，且容易變異。每隔一段時間，人的流感病毒就會和動物的流感病毒雜交出一種新型的流感病毒，造成全球性的大流行。人類歷史上共有五次流感大流行，分別發生在一八三六年至一八三七年，一八八九年至一八九〇年，一九一八年至一九一九年，一九五七年和一九六八年。

即便沒有新型病毒出現，每年流行的病毒株也會發生變異。一九九九年十一月至二〇〇〇年四月，歐洲、美洲、亞洲均發生中度以上流感爆發流行，其中最為嚴重的是法國，流行高峰時發病率達每十萬人中有八百六十一人感染。北京一九九八年至一九九九年流感流行期間，流行高峰時發病率高達百分之二六•四九，非高峰期也有百分之十的發病率。美國每年有三萬到六萬人死於流感。

流感病毒的特性與病毒表面的兩種蛋白質有關，一種是紅血球血凝素蛋白（H），一種是神經氨基酸酶蛋白（N）。人體免疫系統就是針對這兩種蛋白質產生免疫反應的。根據這些蛋白質的差異，可以把流感病毒分成許多種亞型。流感突然爆發，迅速蔓延，涉及面廣。

每次流感流行後都會在人群中造成不同程度的超額死亡，死亡者多為年邁體衰、年幼多病或患有慢性疾病者。最近的兩次流感大流行都在全球造成約一百萬人死亡，十九世紀的兩次流感大流行也是如此。然而西班牙流感則與這些流感截然不同，可以說是人類遇到過的最兇狠的敵人之一。

從人類疾病史上看，流感直到近代才成為嚴重的威脅。在古代，流感並沒有天花、鼠疫可怕，因為相比於鼠疫、天花，流感屬於頭疼腦熱的小問題，基本年年發作，更像是自身免疫能力的問題。在流感之外，還有普通感冒，兩者是由不同的病毒引起的。過去人們無法區分二者，以為流感也是受了風寒，並沒有將其和傳染病聯繫起來。

二十世紀，流感已經成為常見多發的傳染病，在沒有全球大流行的年代，流感也每年在各個地區流行，流感引起的肺炎是老年人的一大死因。在過去甚至現在，也是嬰幼兒的一大死因。流感的死亡率雖然不高，可是由於感染者甚眾，高峰時會達到總人口的百分之二十五，在這種情況下，哪怕是萬分之一的死亡率，其總數也很驚人。

各國政府和世界衛生組織之所以對流感如此重視，就是因為一九一八年的大流感，使他們擔心再一次出現同樣的災難。

一九一八年大流感的死亡率，一直沒有定論，爭論的重點在於兩千萬到四千萬的死亡數字是否被低估上。由於當時的統計資料不全，加上正值戰爭期間，沒什麼人用心統計病死的人數。有人認為，僅僅印度就有兩千萬人死亡，因此死亡人數的上限應該提高到一億人。不管結論如何，一九一八年的大流感絕對是人類歷史上最大的災難。

西班牙流感與其他幾次全球流感大流行相比，有兩個特點，其一，在和歷次流感大流行相似的第一波春季流行後，夏季又出現了比其他流感大流行死亡率高五到二十倍的第二波流行；其次是死亡者主要為年輕人。

為什麼會發生第二波流行呢？現在看來，應該是病毒在第一波流行中發生了致命性的變化。但為什麼死者以年輕人居多呢？這個很難解釋。有人認為這可能是由於流感和肺炎的交互作用造成的，而肺炎主要感染年輕人，特別是年輕男性。但是在這次流感中，歐洲和日本的女性死亡率同男性一樣高，而印度女性的死亡率甚至比男性還高，表明肺炎的影響並不是主要因素。

又有人推測，在一九一八年的流感流行中，老年人的死亡率很低，是因為這些人在一八九〇年的流感大流行中獲得了免疫能力。但還沒有證據支持這一說法，而且這一說法也很難解釋為什麼兒童死亡率低。

另外一種解釋是有免疫力的人一旦感染西班牙流感，免疫系統便開始發揮作用，大量的血細胞沖入肺部。也就是說，是免疫系統而不是病毒本身使人死亡。而年輕人正是免疫力最旺盛的一群，因此死亡率最高。

西班牙流感出現時正值第一次世界大戰的決勝階段，美國的參戰和蘇德的停戰，使得西歐成為殺戮戰場。可以說，如果沒有西班牙流感，一戰還會持續一段時間，還會對人類文明造成更大的破壞。西班牙流感使一戰不得不停止，因為雙方絕大部分有生力量都被西班牙流感消磨得一乾二淨。

對於親身經歷者來說，這一段經歷不堪回首。但科學家的責任感不容許他們忘記。從一九一八年開始，科學界便背負了一個使命：找到西班牙流感的真凶。

從現代微生物學的角度看來，只有找到西班牙流感的病原，才有可能研究出預防或治療的辦法，才能確保不再出現一九一八年大災難。

科學界認定一九一八年的大流感會捲土重來，必須在它再次出現之前揭開它神秘的面紗，這是人類和大流感的一場競賽。

這是一場傳奇般的競賽，始於大流感正在不可一世之時。

為科學獻身

在一九一八年大流感的狂風暴雨中，各國的科學家和醫生們懷著巨大的興趣和渴望，希望能夠找到大流感的病原。

當年的科學家和醫學工作者還保持著為科學獻身的精神。一九一八年大流感的死亡率遠遠高於其他流感，因此研究大流感是要冒生命危險的。當時對流感的病原是細菌還是病毒仍不清楚，為了證明流感是通過打噴嚏傳染的，一位德國科學家自願充當志願者。

他讓流感病人打噴嚏，然後過濾飛沫，將其噴到自己和助手的喉嚨裡。結果二人出現了一些流感症狀，但沒有真正染上流感。悲劇的是，儘管如此，他還是無法證明自己的流感症狀是因為這個實驗獲得的。因為當時到處都是流感患者，不接觸流感病原是不可能的。

和德國人一樣有獻身精神的是日本人。三位日本科學家於一九一八年底到一九一九年三月進行了一項實驗，以期確定流感的病原是病毒還是細菌。志願者是包括他們三人在內的一組醫生和護士。

日本科學家的試驗是這樣設計的：取來流感病人的血液和黏膜，過濾細菌，如果還能傳染流感的話，就證明是病毒造成的，因為病毒體積更小，無法被過濾。志願者被分成幾個組。六名志願者鼻子裡滴進流感病人的血清作為對照組，另外六名志願者鼻子裡滴進過濾了細菌的流感病人的血清。此外還有兩組志願者，各八名，採取皮下注射血清的辦法。與此同時，他們還從流感病人血液中分離出一些細菌，放到十四名志願者的鼻子和嗓子裡，看看由此是否能引起流感。

試驗結果證明了流感是由病毒引起的，也證明了得過流感的人不會再得流感。這是歷史上第一次證明流感病毒的試驗，但其中有一個大漏洞，因為參加試驗的都是醫生和護士。在大流感的年代，每一個醫生和護士都不得不接待數不清的流感病人，科學家無法確定這些志願參加試驗的醫護人員是不是被那些病人傳染的。

這項試驗的結果非常完美，接受了細菌樣本的那組沒有一個人得流感，但接受了過濾後樣本的所有人，無論是通過鼻腔還是皮下注射，無一例外地得了流感，和預想的病毒原的設計百分之百吻合。就是因為太吻合了，嚴謹的日本人難以相信，總是懷疑有什麼地方出了問題。

日本人的試驗沒有得到認可，除了上述原因外，也有科學家普遍對日本科學水準輕視的原因。按慣例，這種發現流感病原的事即便不是由歐洲人來做，起碼也得由美國人來做。早在日本人之前，美國人已經動手了，他們同樣有獻身精神，只不過這種獻身不是為了科學，而是為了自由。

一九一八年十一月，第二波大流感正在波士頓肆意橫行，美國海軍醫療機構希望能從瞭解流感入手，拯救成千上萬條生命。擺在海軍醫官們面前有幾個問題，首先是需要證明流感是否真的像流行病學觀察總結出的那麼容易傳播。

如果傳播很容易的話，為什麼有的人感染有的人不被感染？是不是存在什麼因素可以使人免於感染？感染流感之後，為什麼健康的人和年輕人容易死亡？流感的大流行是不是和戰爭有關？病原又是什麼？

回答這一系列問題，最好的辦法是進行動物實驗，但在當時，流感還被認為是百分之百的人類疾病，因此美國也只能和德國、日本一樣，用人來做實驗品。

有人提出了一個建議，並被接受了。於是醫官們來到波士頓海軍基地的監獄，向關在那裡的六十二名海軍士兵提出一個建議：如果同意參加一項科學實驗的話，就免罪。

在九十年前，對於人體實驗的道德問題並沒有什麼顧忌。波士頓海軍監獄裡的這六十二名犯人的年齡從十五歲到三十四歲不等，罪名也各不相同，唯一相同的是他們都沒有得過流感，而且失去了人身自由，不用擔心他們在生活中接觸過流感病人。

犯人們也許不知道大流感是如何可怕，醫生們提出這個交換條件也是迫不得已，因為實在沒有更好的實驗群體了。六十二位軍中犯人一致接受這個難得的條件——以充當試驗品獲得減刑。他們被轉移到一個設在島上的隔離站，以確保沒有外來流感的存在。

醫生們從重症流感病人的口腔黏膜上取樣，這樣可以確保採集到引起流感的病原。然後將之接種在試驗者的鼻部、咽部或眼部，甚至放在取樣的相同部位。他們同樣對樣本進行過濾以除去細菌，借此驗證是否由病毒導致流感。此外，他們還將流感病人的血液直接輸給志願者。

醫生們還考慮到傳染病傳播的自然性，生怕人為的辦法不能確保傳染。他們將十名志願者帶到醫院，讓他們躺在流感病人躺過的病床上，每個人旁邊再躺一個流感病人。光躺在那裡還不成，試驗者還要貼近流感病人，面對面地呼吸起碼五分鐘，病人要深呼氣，試驗者也要深吸氣，以確保能把病原吸進肺裡。然後，流感病人對著試驗者的臉部咳嗽五下。這樣還是不夠，每個試驗者要和十名重症流感病人重複上面這些步驟。

研究人員認為，這樣的實驗設計萬無一失，實驗者肯定會接觸大量的流感病毒，也肯定會如預期的那樣得流感。

但是，非但沒有出現百分之百的流感感染，甚至連一個流感病例都沒有。

波士頓的軍醫們覺得遇見鬼了。

平民中流感流行的情況先不說，流感在美軍各營地和各個軍艦上都以極快的速度和極高的感染率傳播著，往往會達到百分之三、四十，怎麼這六十二個人會是零感染率呢？他們有那麼多的接觸機會，根本不可能沒有接觸到流感病原，是什麼原因讓這六十二個人沒有一個發病？

研究人員總結了幾種可能：一、試驗設計有問題；二、這六十二個人已經得過流感了，但沒有症狀，所以已經有了免疫力；三、這些人都對流感有天生免疫力。

每一種可能都不可思議，如上所述，實驗設計已經很完善了；六十二個人都得過沒有症狀的流感也不可能；對流感有天生免疫的人統統關在一個監獄的機率基本上為零吧？

怎麼辦？

一團亂麻

只有再來一次，這次要更加嚴格，尤其是必須保證參加試驗的人確實沒有得過這種流感。

波士頓沒有合適的犯人了，可是美軍監獄裡犯人有的是。研究人員這次來到舊金山，選中的還是犯罪的海軍。實驗之前，讓五十名犯人在一個隔離的小島上生活一個月，沒有一個出現流感症狀，醫生們認為這五十個人應該沒有被大流感傳染過。

實驗方法和波士頓的實驗幾乎一模一樣，醫生們也是想盡各種辦法讓試驗者接觸流感病原。

結果也和波士頓的試驗結果一模一樣，這五十個人沒有一個得流感。

這次起碼不存在實驗前實驗人員已經被流感傳染的可能了，於是研究人員徹底蒙了，流感到底是怎麼得的？

這也是日本人的實驗受到質疑的一個原因：一邊是零，一邊是百分之百，而且美國人重複實驗的結果也是零感染，實驗的接觸性遠遠高於日本，因此結論只能是：日本人的實驗有問題。

但是，在科學上打擊日本人容易，又怎麼解釋零傳染的現象？研究人員提出的一系列問題完全無法被證明。在人群中觀察到的流感非常容易傳播的現象，為什麼被實驗否定了？

這兩次試驗的結果表明，流感非常非常難以傳播。但是，研究人員也知道，如果公佈這樣的結論，肯定會成為笑柄，那麼流行病學觀察和臨床試驗到底為什麼會有截然相反的結論？

為什麼？為什麼？為什麼？

九十年後，還是沒有明確的答案。

在流感病毒已經被確定、能夠分離培養測序的今天，再來審查這兩次實驗，可以看出，接觸的密切程度、實驗的設計都沒有問題，問題只能出在實驗者和病毒本身。

被流感病毒感染後，有大約百分之七的人是沒有症狀的，因為已經有了對這一型流感的抗體，就不會再被感染。前面所說的兩起實驗的參與者很可能是這種情況，儘管可能性非常低。

此外，當時還不知道流感病毒為何物，這兩個試驗都是從重症流感病人那裡取樣。也許到了這個程度，病人身上的流感病毒已經失去了傳染性，毒力不強。還有一種可能：參加實驗的都是正常的年輕人，也許能夠感染健康的年輕人的是處於某個特定繁殖階段的流感病毒，而這兩起實驗恰恰沒有捕捉到這個階段的病毒。

這兩次實驗除了製造了更多的問題和混亂外，沒有找到任何解決方案，其後再沒有進行類似的試驗。試驗無法解答疑惑，迫使醫學界從其他角度來尋找一九一八年流感的秘密。

負責美國衛生防疫的聯邦公共衛生服務署在接到各地的報告後，試圖畫一張流感在一九一八年九月到十月的傳播圖。按他們的分析，第二波大流感應該始於幾個港口城市，然後蔓延到全國，這張圖應該能夠從時間上反映出流感從哪裡來和到哪裡去。

圖畫出來以後，公共衛生服務署的官員們受到了海軍軍醫們的打擊。因為這一波大流感似乎同時在全美各地出現，並非人群流動或者軍隊調動造成。在第一起病例被發現後的四到五週，全美國幾乎到處是流感，根本無法看出傳播的趨勢。

大流感頭一週在美軍東岸九大軍營出現，第二週便出現在全國各地的其他十三個營地。但是從病死率上卻看不到一致性。流感在波士頓的致死率最高時，相隔僅數小時車程的紐約卻在三週後才達到高峰，離波士頓較遠的城市則先到流行的高峰期，看起來不像是通過患病的人旅行傳播的。

於是公共衛生服務署的這張流感傳播圖也造就了一個謎團。

是謎團就要想辦法破解。一個可能的解釋是流感的病原本來就存在，由於某種原因被同時啟動了。

這個解釋聽起來太牽強了，但這種現象並不是第一次出現。自從流感在美國出現後，同樣的情況就反覆發生。早在一七八九年，有人就發現流感的傳播速度之快，很難用人到人的接觸傳播來解釋，每一次流感流行都好像是在很多地方同時出現一樣。

人們曾經以為流感是由細菌引起的。一八九二年，德國科學家弗雷德里希・費佛在研究一八九〇年大流感時分離到一種細菌，即流感嗜血桿菌，雖然他沒能夠在動物身上造成傳染，但大多數科學家傾向於這種細菌是流感病原的說法，其中一個原因是作為柯霍的助手，費佛以嚴謹聞名於世，在微生物學和免疫學上有諸多建樹。

流感嗜血桿菌的發現，結束了人們對流感病原的疑問，柯霍團隊似乎又贏得了一場科學競賽。

可是在一九一八年大流感第一波出現後，醫生們在病人身上根本找不到流感嗜血桿菌，費佛的說法受到懷疑。

第二波流感的病人身上，流感嗜血桿菌出現了，但不是在所有的人身上都能找到，費佛的說法還是無法得到證實，因為如果流感嗜血桿菌是病原的話，就應該出現在所有病人身上，因此，持續了二十多年的流感細菌說受到了質疑。一九一八年到一九一九年各國進行的實驗都試圖證明流感是由病毒引起的，雖然尚未有最後的結論，但多數人，尤其是親臨流感防疫第一線的人，已經揚棄了細菌導致流感的理論。

隨著大流感消失，尋找這次瘟疫的病原的努力也告一段落。一九一八年的大流感不僅成為人類歷史上最大的瘟疫，也留下一團亂麻。雖然人類集體性地將這次災難遺忘，但科學家的責任感和使命感迫使他們一定要找到最後的答案。

尋找答案的路程並不是從人類流感開始，而是從另外一類流感——豬流感開始的。

費佛的笑容

一九一八年秋，就在大流感第二波開始出現的時候，美國中西部成百萬頭豬突然患病，然後大比例地死亡，導致養豬的農民損失慘重。

事情最早發生在一九一八年九月三十日到十月五日在愛荷華州舉行的一場豬表演大會上。在這場大會上，各地來的豬聚集在一起，於是很多豬開始患病。表演大會結束後，參加表演的豬被主人們分別領回家，沒幾天美國中西部的各個農場就開始鬧豬瘟，有的甚至整個豬場的豬全死光了。

美國動物業局豬霍亂控制處的檢察官J·S·凱恩走訪了一些鬧豬瘟的農場，他發現患病的豬的症狀和得流感的人的症狀是一樣的：流鼻涕、發燒、流淚，是典型的呼吸道感染症狀。

凱恩知道，早在十六世紀就曾有報導說，在馬身上出現過類似流感的症狀。他還發現，有些農民從豬那裡感染了流感。因此，他認為豬得流感了，是被人類傳染的，這種流感還能再傳染正常人。這種豬瘟和人流感是一回事，他為之取名「豬流感」。

整個科學界對此的反應直截了當：視而不見。

在此之前，從來沒有豬得流感的說法，再加上全美到處是人流感，科學家和醫生們還在焦頭爛額地想辦法，哪裡有心思管豬出什麼事了。

養殖戶對凱恩的說法反應也很直截了當：痛扁。整個行業一起反擊凱恩，認為他說的豬流感是無稽之談。這樣做主要是怕引起顧客的恐慌，在大流感的年代，如果說豬也能得流感，豬肉還有人敢買嗎？

凱恩人微言輕，偏偏是個槓頭，在受到各方面壓力的情況下依然堅持自己的看法，在《美國獸醫雜誌》（*American Journal of Veterinary Research*）上發表了自己的結論。

一九一九年後，每年冬天，豬群便鬧同樣的瘟疫，但沒有人將之和流感聯繫在一起，凱恩的豬流感的說法也沒有人再提起，研究流感的科學家們都在關注人流感，只有一個人除外。

因為這位科學家出身於愛荷華州的農場。

一九一八年，理查・蕭普十七歲，到了上大學的年齡了，打算進愛荷華州州立大學林學院。但他註冊的時候發現林學院關門了，便臨時改變主意，成為一名醫科預科生，於當年秋天入學。一九二四年，蕭普從醫學院畢業，可是並沒有回到家鄉去當一名鄉村醫生，而是立志從事醫學研究，來到位於普林斯頓的洛克菲勒研究所從事結核病的研究，師從保羅・路易斯。

路易斯是一位專門和高傳染性疾病打交道的科學家，很快他的興趣就轉移到豬霍亂上。因為蕭普來自鄉下，對豬很熟悉，又是來自美國豬存欄數最多的愛荷華州，一九二八年路易斯派蕭普回到家鄉調查豬霍亂。

愛荷華州、豬、傳染病，這幾個關鍵字，讓蕭普發現了同鄉凱恩發表在《美國獸醫雜誌》上的文章，他一讀之下便接受了凱恩的理論。愛荷華的豬年年患流感，可以從研究豬流感下手，解決一九一八年留下的一系列問題。

路易斯同意了。

用豬做試驗，比用人要好辦多了。蕭普從病豬和健康豬身上採樣，看看病豬的黏膜上多了什麼微生物，會不會傳染。

原以為很艱難的試驗竟然出奇的容易，蕭普很快從病豬黏膜上分離到一種細菌，正是流感嗜血桿菌。

對此，蕭普無法置信，因為一九一八年的試驗證實，流感嗜血桿菌並不是流感的病原。

接下來，他們將流感嗜血桿菌滴進健康豬的鼻腔，結果豬得病了，在病豬的呼吸道裡發現了流感嗜血桿菌。

蕭普和路易斯也歡喜異常，因為他們認為自己證實了流感嗜血桿菌能夠導致流感，也證實了豬流感的存在。

可是隨後，當他們重複這個試驗時，實驗豬並沒有得病。他們把這頭豬養了好久，直到實在看不出任何疾病症狀後才開始解剖，但也沒有找到流感嗜血桿菌。其後他們重複了十幾次實驗，結果都一樣。

第二年，美國中西部豬瘟流行，這是研究豬流感的好機會。蕭普和路易斯再次採樣，得到的還是流感嗜血桿菌，但是試圖用它感染健康的豬，還是無一成功。兩個人受到了打擊，垂頭喪氣。流感的病原依舊是個不解之謎。

蕭普雖然很是灰心，但他並非一無所獲。和一九一八年的科學研究人員相比，他最大的優勢是有可以任宰任殺的豬作為動物模型，讓他可以放手做各種試驗。在試驗中，他觀察到病豬的黏膜樣本確實能在健康豬身上引起流感，這說明存在著還未發現的東西。

蕭普和路易斯決定繼續研究下去。但是，在下了上述決心後不久，路易斯前往巴西，研究被稱為「美洲瘟疫」的黃熱病，並因此而殉職。

蕭普只能單槍匹馬地做下去了。他從病豬黏膜上取來樣本，把細菌過濾掉，然後給健康豬接種。這項簡單的實驗把他累苦了。他成年累月從病豬那裡採樣、過濾，給健康豬接種，可是沒有一頭豬得流感，但流感嗜血桿菌還是經常出現。

終於，在多次失敗後，蕭普突然想到，是不是從一開始就錯了？過去人們一直認為，每一種傳染性疾病都有單一的病原。但是，有沒有可能流感的病原不是一種，而是兩種或者多種呢？

於是，蕭普把過濾後的提取物和流感嗜血桿菌一起接種給豬，結果豬不僅患了流感，還出現了嚴重的肺炎症狀。由此，蕭普認為，豬流感不是單一病原，必須在病毒和細菌同時存在的情況下，才能引發感染。

一九三一年，路易斯去世兩年後，同一期的《實驗醫學雜誌》（*Journal of Experimental Medicine*）上刊登了三篇蕭普的論文，其中一篇，蕭普將路易斯列為第一作者。這三篇論文都是有關流感的。蕭普在論文中證明，豬流感的病原是病毒，但病毒只能引起輕度症狀，而在流感嗜血桿菌存在的情況下則會出現嚴重症狀。目前還不知道是人把流感傳給豬，還是豬把流感傳給人，但蕭普傾向於前者。

蕭普的論文在流感研究上具有里程碑的意義。論文發表不久，他收到一封來自倫敦的電報，是英國醫學理事會的一位叫克里斯托佛・安德魯斯的科學家發來的，安德魯斯告訴蕭普，他要親赴美國，與之見面。

安德魯斯是英國人，但在受聘於英國醫學理事會之前曾在位於紐約的洛克菲勒研究所的醫院當過兩年病理實習醫生。二人一見如故，安德魯斯告訴蕭普，他和威爾森・史密斯、派翠克・萊德勞也在進行流感研究，而且已經在另一種動物身上取得了進展，這種動物就是小型哺乳動物白鼬。

史密斯、萊德勞和安德魯斯認為，研究流感一定要有動物模型。白鼬並非常用的實驗動物，牠之所以被用於科學研究，是因為牠對犬瘟敏感。由於犬瘟的症狀和流感有幾分相似，這幾位英國科學家便先從犬瘟入手進行研究。他們找到了犬瘟病毒，本以為和人流感病毒是一類，結果不是。

正在這時，他們看到了蕭普的論文。安德魯斯來到美國，和蕭普交換了看法，英國人用蕭普的辦法過濾流感病人的樣本後接種給白鼬，沒想到一舉成功。一九三三年，他們成為首先分離到人流感病毒的人。

蕭普的遺產

但是，以往的實驗讓他們變得謹慎起來，因為白鼬有可能通過其他途徑感染上流感。他們立即轉移到一個相對封閉的地方，將飼養白鼬的地方徹底隔離，接觸人員也嚴格消毒。

實驗用的流感樣本是從史密斯身上採的，因為他剛剛得了流感。他之所以得流感，是因為一隻患流感的白鼬衝著他的臉打了個噴嚏。

嚴格的實驗還沒有開始，他們就已經在史密斯身上證明，流感可以由白鼬傳給人。他們接下來要證明的是流感能夠從人傳給白鼬，當然不能通過讓史密斯對著白鼬的鼻子打噴嚏來實現。

英國科學家從流感病人——也就是史密斯身上取的樣，可以讓白鼬得流感；從得流感的白鼬身上取樣，能夠感染另外一隻白鼬；把生病和不生病的白鼬關在一個籠子裡也會相互傳染。不過在他們的實驗中，流感嗜血桿菌對白鼬毫無影響。

最重要的是，他們發現，如果在白鼬的鼻子裡接種流感病人或者流感白鼬的血清，白鼬就不會得流感，這證明了免疫的效果。

蕭普則發現白鼬比豬難伺候多了，往白鼬鼻子裡接種時他幾乎被白鼬咬到。他沒有英國人的本事，只好把白鼬麻醉後再接種豬流感病毒，沒想到被麻翻的白鼬不僅出現了流感症狀，而且得了嚴重的肺炎，幾乎和一九一八年大流感病人的典型症狀一模一樣。蕭普再用流感嗜血桿菌接種，發現並沒有產生什麼影響。流感嗜血桿菌終於被從流感病原的名單中清除了。

蕭普用的是豬流感病毒，一九三四年，洛克菲勒研究所的湯馬斯・法蘭西斯科在波多黎各流感中從病人身上用蕭普的辦法取樣，再給被麻醉的白鼬接種，得到了同樣的結果。此後，法蘭西斯科和史密斯等人各自獨立發現，流感病毒在白鼬體內出現變異，因此可以感染小白鼠，導致小白鼠死於肺炎。

在此基礎上，蕭普在白鼬和小白鼠身上做了大量的交叉免疫實驗，證明人流感病毒和豬流感病毒可以相互提供免疫，但並非同一種病毒。

到了這個時候，蕭普和史密斯等人終於回到了原初的問題：一九一八年大流感的毒株究竟是什麼？

大流感已經過去十幾年了，由於當時病毒學研究還處於早期階段，沒有人保存流行毒株。科學家們想了個方法，通過檢查經歷過一九一八年大流感的人們的血清中的抗體，以此證明一九一八年流感的病毒是否是豬流感病毒。他們在美國和英國找到各種年齡的人抽血，發現一九一八年以前出生的人的血清能夠完全滅活豬流感病毒，而一九一八年後出生的人則不能。

蕭普據此推斷，一九一八年所有的人都接觸了流感，因此血液中有抗體存在。同時，他認為，一九一八年大流感的病毒並沒有消失，還在豬身上存在著。

他的同事們並不都贊同他的觀點，他們認為一九一八年前出生的人血液中有抗體，是他們一生反覆得流感而導致的一種普遍現象。

蕭普認為自己是對的，因為一九一八年是一個分界線，之前之後截然不同，無法用反覆得流感來解釋。法蘭西斯科後來的研究也證明了這一點，尤其是一九五二年在阿拉斯加進行研究時，他發現，一九一八年被流感光顧過的村落的人有對豬流感的抗體，而沒有被大流感波及的村落的人則沒有抗體。

據此，科學家認為，存在一種很大的可能：一九一八年大流感從人群中轉移到豬群中，早晚有一天會重新回到人群中，那一天，又會是一場浩劫。

一九一八年流感病毒並不是從一開始就那麼兇猛，在第一波時相對溫和，到第二波時才出現極高的致死性。

那麼兩波會不會是兩種不同的病毒導致的？

流行病學的資料否定了這一點，因為在第一波流感中得病的人，在第二波流感中具有了免疫能力。

那麼只剩下一種可能，就是流感病毒本身發生了致死性變異。

流感年年有，為什麼偏偏一九一八年的流感病毒會發生致死性的變異？

蕭普提出了一個假設，這個假設在很大程度上直到今天還影響著全球的流感控制和監測。他說：因為流感病毒突破了人獸的界限。

有些科學家認為，一九一八年大流感的第二波之所以致死性那麼強，是因為進入了動物體內後流感病毒毒性發生了變化。

蕭普認為不是，因為如果毒性發生變化的話，原來患流感的人就不應該具有免疫力。他認為豬肺裡的寄生蟲是流感的宿主，流感病毒借助寄生蟲在豬體內繁殖傳代，逐漸具備了能夠和流感嗜血桿菌共同行動的能力，這才具有了那麼高的致死性。

這個假說今天被證明是錯誤的，流感嗜血桿菌和流感一點關係都沒有。

但是，這並不影響蕭普在流感研究史上的地位。正是他的研究，打開了流感研究的大門，讓後繼者能沿著他的思路繼續研究下去，繼續尋找一九一八年大流感病毒的來源。

蕭普是第一個發現流感病毒的人，雖然他發現的是豬流感，但他告訴我們，流感可以人豬共患。同時，也正是蕭普的假設警告世人，一九一八年的大流感並沒有消失，它潛伏在豬群裡，總有一天會再次回到人群之中。雖然他的假設並未得到廣泛認可，但是沒有人能忽視他的假設。

先機

一九三六年，是流感研究的一個里程碑。

科學家們發現可以在雞胚胎中培養流感病毒，這樣人類便具備了工業化大規模生產流感病毒的能力，這不但促進了對流感病毒的研究，還推動了製備疫苗的步伐。

科學家們很快發現，流感病毒最少分為兩型：甲和乙。兩型的區別是在變異程度上，甲型流感病毒變異速度極快，因此可以躲開人的免疫系統，人感染甲型流感病毒後，還會被再度感染，因為這時甲型流感病毒已經變異了。相比之下，乙型流感病毒變異速度很慢。沒過多久，科學家們又發現了變異速度更慢的丙型流感病毒。變異快的病毒年年造成流行，變異慢的比如丙型流感病毒只在兒童中見到，因為成年人都具備了免疫能力。

一九四一年，流感病毒的紅血球血凝素蛋白（Hemagglutinin）被發現。它之所以得名，是因為這個蛋白可以和紅血球結合，在試管中形成沉澱。其後又發現了神經氨基酸酶蛋白（Neuraminidase），前者簡稱H，後者簡稱N。人體免疫系統正是針對這兩種蛋白質產生免疫反應的，根據這兩種蛋白質的差異，可以把流感病毒分成許多種亞型，比如H1N1，或者H5N1。

一九四四年，美國食品和藥物管理局批准了第一個流感疫苗，這個疫苗正是將病毒在雞胚胎中繁殖後，經過滅活製成的。

一九四七年，世界衛生組織成立後，馬上建立全球流感監測系統，以期在流感流行的早期發出警報。人類自信具備了對抗下一次大流感的武器。他們發現了流感的病原，而且對流感病毒有了很清楚的認識，雖然流感病毒經常變異，尤其是甲型流感，人類不可能像面對很多病毒時那樣，在感染了一次之後就具備了終身免疫能力。

但是，科學家瞭解了人體對流感病毒的免疫反應，他們想出的辦法是在短時間內製備出對目前流行的流感病毒毒株有針對性的疫苗，為人群提供免疫，這樣就可以抵禦流感大流行。他們還建立了環球監測系統，只要捕捉到流感復發的跡象，就以大規模疫苗接種的辦法避免下一次大災難。

然而，這麼多年過去了，全球並沒有出現流感大流行。一九一九年之後，雖然流感年年見，但全球性的大流行一直沒有發生。

用疫苗預防的策略一開始並未成功。一九四六年，流感疫苗第一次用於人群接種，結果根本無法預防流感流行，因為疫苗是用前一年的流行株製備的，而病毒在這一年間已經變異了。科學界在驚訝之餘，打消了必勝的信心，繼續埋頭研究。

一九五七年二月二十二日，中國貴州西部出現了一例流感病例，和以前的 H1N1 不同，這例流感是 H2N2。

一九五七年三月到四月，中國全國性流感大流行，五月到六月，日本和東南亞各國流感大流行，七月到八月中東、歐洲和非洲流感大流行，美國於六月出現第一例病例，到十月開始流行。短短八個月之內，這株甲 2 亞型流感席捲全球。

有賴於全球監測系統和對流感病毒的瞭解，在還沒有形成全球大流行之前，這株流感病毒已經被確定。對病毒的研究發現，這株流感病毒是一個重組的病毒，大部分基因片段來自人流感病毒，但有三個基因片段 HA、NA、PB1 不是來自人流感病毒，而是來自禽流感病毒。

蕭普的預言應驗了。

鑒於出現了重組的流感病毒，而且六十五歲以下族群基本上不存在對該病毒的免疫力，一九五七年五月，美國開始了疫苗製備生產過程，並加緊監測。八月，疫苗開始供應，但是，還是太晚了。疫苗數量太少，而此時流感已經傳遍全球，不可能用大規模接種來制止流感的傳播了。

暑假後，流感在學校裡流行，英國的中小學生百分之五十患流感，有的學校甚至達到百分之九十。這一波流感的高發族群為中小學生、年輕人和孕婦。

美國於九月開始疫苗接種，到十月流感流行高峰時，六千萬份疫苗還有將近一半沒有分發出去，對控制流感已經起不到作用了。

到十二月，流感第一波過去了。多數國家於一九五八年和一九五九年冬春之交出現了第二或第三個流行波。中國的第二波流行發生於一九五七年十二月至一九五八年四月，這一波流行中，老年人的死亡率很高。

這場流行，美國有大約七萬人死亡，英國約三萬人，感染者的病死率為千分之二・三，全球死亡人數估計在兩百萬左右。

被稱為亞洲流感的一九五七年全球流感大流行在歷次流感大流行中，嚴重程度僅次於一九一八年大流感，只是其殺傷力遠遠低於一九一八年大流感。

這次大流感後，科學界自承失敗。雖然科技已經比一九一八年進步多了，但現有手段並沒有阻止流感的傳播，萬幸的是這一次流行並不是一九一八年的大流感捲土重來。

後續研究發現，一九五七年的流行株在一九五六年就出現了，但是這一情況被忽視了，因此沒有給疫苗製備或者採取其他預防措施提供充足的時間。

一九五七年大流感也給科學家留下了很好的研究資料，人們知道，在豬流感之外，還有禽流感。據分析，一九五七年大流感的毒株就是人和野鴨子的流感病毒重組出來的。經過了幾十年的努力，一九一八年大流感之謎非但沒有揭開，而且越來越神秘。

一九五七年大流感過後，科學界猶在反思之中，不料僅僅十一年之後，又一次流感全球大流行爆發了。

這次大流行於一九六八年七月出現在香港，經過後續調查，流感之前已經在廣東和上海等地出現。和一九一八年大流行一樣，這次大流行被冠上了錯誤的名字——「香港流感」。因為香港有五十萬人，大約百分之十五的人口患流感，但死亡率很低。這次流感於一九六八年七月在越南和新加坡爆發流行，九月到達印度、菲律賓、澳大利亞，並且和從越南戰場返回的部隊一道來到美國，第二年到達日本、非洲和南美。這次大流感全球估計死亡一百萬人，美國死亡人數為三萬三千八百人。這次流感的病毒於一九七〇年和一九七二年再度出現。

香港流感的病毒最早被香港瑪麗皇后醫院分離成功，經鑒定為 H3N2 亞型（甲 3 亞型），依舊是人流感和禽流感病毒的雜交株，HA 和 PB1 來自禽流感病毒，其餘來自人流感病毒。美國為此準備了疫苗，但沒有多少人注射。這次流感流行在美國沒有上次那麼兇猛，因為一來這株病毒和一九五七年亞洲流感株接近，而且僅僅相隔十一年，很多人有了一定的抵抗力。二來流行直到十二月底才進入高峰期，這時學校已經放假，沒有了最易感染族群。此外醫療條件的改進以及抗生素的使用，大大減少了肺炎的致死率。

香港大流感雖然比亞洲大流感影響面小許多，但是對於科學界來說，在沉寂了四十年後，十一年間連續出現兩次全球性流感大流行，似乎表示進入了流感活躍期。連續兩次大流行都和動物流感病毒有關，雖然是禽流感，但蕭普預言的豬流感是不是也蠢蠢欲動？西班牙大流感會不會在近期內捲土重來？

對付流感沒有特效藥，流感的傳播又非常迅速，飛機成為長途旅行的主要交通工具後，流感病毒很可能一夜之間跨過大洋，留給人們的反應時間越來越少。

人類唯一的機會，就是儘快用雞胚胎製造出疫苗來，趁著流感還沒有達到高峰，迅速免疫相當大比例的人口，使得流感病毒因為沒有足夠的感染族群而自動消亡。通過應對一九五七年和一九六八年流感總結的經驗是一定要早早地預警。

一九七六年春天，位於紐澤西州的狄克斯軍營出現豬流感病毒。美國疾病控制與預防中心（CDC）召開緊急會議，認定很可能出現流感大流行，這個資訊到了聯邦健康、教育和福利部那裡，就被認定為一九一八年大流感將要重現。於是，福特總統宣佈全民接種豬流感疫苗。

國會很快批准撥款，準備讓百分之九十五的美國人也就是給兩億人接種豬流感疫苗。

疫苗接種計畫雷厲風行，但開局就不順，四大廠家之一鬧錯了毒株；豬流感病毒在雞胚胎中繁殖太慢；保險公司不願承保導致廠家停產……

眼看風聲極大的豬流感疫苗全民接種計畫就要胎死腹中，八月一日，費城出現軍團病，民眾開始恐慌，政府趕緊為疫苗的接種背書，使得該計畫得以繼續進行。

十月一日，疫苗接種工作正式開始。

十月十一日，出現接種意外死亡事件，次日全美有九個州暫停疫苗接種計畫。

到十二月中旬，全美有四千萬人，也就是成年人的三分之一完成了疫苗接種，比往年接種人數多了一倍。這次行動成為人類歷史上最大規模的免疫行動。

接種豬流感疫苗的人中，極少數出現了名為「吉蘭—巴爾綜合症」的神經系統疾病。因此，十二月十六日，福特總統宣佈全民豬流感疫苗接種計畫結束。

豬流感沒有出現，反而出現了三千九百一十七起因「吉蘭—巴爾綜合症」要求政府賠償的官司，索賠總額達到三十五億美元。

於是，豬流感疫苗的全民接種也成為二十世紀最大的公共衛生決策失誤之一。

突破

對於西班牙流感毒株的研究，直到二十世紀末才有了突破性的結果。

這個結果並非由微生物學家獲得，而是一位病理學家的研究結果。此人名叫傑夫瑞・陶本伯格，任職於位於美國首都華盛頓附近的軍隊病理學研究所。

二十世紀末，分子生物學研究如日中天，成為生命科學界發展最迅速的技術。分子生物學的基礎是一種被稱為聚合酶鏈式反應（Polymerase Chain Reaction, PCR）的核酸快速擴增技術，通過兩個短的稱為引物的DNA小片段和一種耐熱的酶的作用，可以在數小時內把特定的DNA量提高一千萬倍。這種技術一問世，立刻引發了分子生物學研究的一場革命，聚合酶鏈式反應技術中被擴增的DNA所需量極小，從理論上講只需要一個分子就可以用於擴增了，而且擴增效率很高。

一九八五年，美國科學家莫理斯發明了這項技術，一九九五年因此獲得了諾貝爾化學獎。聚合酶鏈式反應技術得到廣泛應用，得益於一九八八年從溫泉中分離到的一株嗜熱桿菌，這種細菌可以在接近一百攝氏度的溫度下生存，是因為它的體內有一種耐熱性DNA聚合酶，有了這種酶，聚合酶鏈式反應技術就插上了翅膀，在生命科學領域內獲得了廣泛的應用。

陶本伯格並非傳統的病理學家，他是一位分子病理學家，用分子生物學理論研究病理標本。他所在的美軍病理學研究所的成立源於美國歷史上一位偉大的總統的一紙命令：在南北戰爭期間，林肯總統下令每個軍隊醫生在解剖或者手術時存留樣本。一百多年來軍隊醫生都非常認真地保存了樣本，一些私人醫生也把樣本送來。為了儲存這些樣本，專門成立了美軍病理研究所。

從林肯時期起，樣本保存技術都沒有改變。醫生把病人的某個組織器官切下很小的一部分，用福馬林也就是甲醛保存起來，送到病理研究所。一百多年來，病理研究所保存的樣本已經達數百萬份，從數量上和歷史跨度上，世界上沒有任何一個地方能夠望其項背。

陶本伯格想到了用分子生物學技術擴增出一九一八年大流感病毒的核酸片段，也許能解決歷史遺留下來的西班牙流感病毒之謎。他們的樣本庫裡有的是一九一八年大流感中死亡的軍人的肺部樣本，因為當年死於大流感的官兵比死在一戰戰場上的還多。

第一步是找到合適的樣本。病理研究所的樣本庫裡一九一七年後收集有三百萬份樣本，雖然搜索功能還不強大，但好在這時樣本資料庫已經建立，已經能夠節省大量的查找時間。

陶本伯格要求尋找一九一八年感染流感並很快死亡的病人的肺部樣本，這樣，其肺部才會含有大量的病毒，便於研究。

兩天以後檢索結果出來了，資料庫裡面居然有七十份一九一八年死於流感的病人的肺部標本。這些樣本用福馬林固定，以石蠟包裹，同時還附有病歷。陶本伯格從中找出六份得病後很快死亡的病例樣本。

樣本到手後，陶本伯格開始進行研究，一年多時間過去了，到了第二年六月，所有的努力均告失敗。看來必須進行仔細總結了。

陶本伯格首先考慮的是，經過這麼長的時間，病毒基因是否還存在於樣本裡，自己的研究方式是否有成功的可能？他決定，先停下來，驗證一下。

為了驗證現有的方法，他選擇了另外一次流感的病毒作樣本：一九五七年大流感。這次大流感發生在四十年前，病毒毒株是已知的，病人樣本更容易搞到。這一次，他更加認真地處理樣本，結果第一次聚合酶鏈式反應就得到了結果，經過序列分析，證明確實是一九五七年的流行毒株。同樣的方法能從一九五七年大流感病人的樣本中獲取流感病毒，證明這方法是可行的，那麼失敗的原因只有一個了，就是樣本——他們沒有找到合適的樣本。

那麼繼續找吧！

一九一八年九月十九日，美國南卡羅萊納傑克森軍營，二十一歲的士兵羅斯科・沃恩因為流感住院。

傑克森軍營是炮兵訓練營，來自全美各地的四萬名年輕人在這裡接受有關訓練後，前往歐洲戰場。和其他美軍營地一樣，一九一八年秋天，這裡也到處是流感病人。當年八月，軍營的醫院一共收治了四千八百零七名流感病人，九月達到九千五百九十八名，死亡人數最高的一天達到三十人。

一週之後，九月二十六日早上，沃恩去世。當天下午，軍醫黑格伏斯對之進行了屍體解剖。在他的紀錄裡，沃恩是一個很健壯的年輕人，胸腔有大約三百毫升液體，左肺有少量出血。黑格伏斯切下沃恩的肺部組織，固定後送往華盛頓保存。

七十八年後，這個樣本被送到陶本伯格的實驗室。

沃恩的病例很獨特，一側肺患嚴重的細菌性肺炎，這是很多死於流感的病人的共性，在這裡很難再找到病毒的痕跡了。但是他的另一側肺部症狀非常輕，還處於感染早期階段，在他死前應該有大量的病毒繁殖，病理樣本庫的這些樣本中，這一份最有希望存有病毒片段。

這一次他們終於成功了，雖然只是獲得了很小的一個病毒片段，但打開了封閉了將近九十年的大門。有了這一段基因，他們就能夠據此尋找下一段，然後再尋找下一段，一段一段地拼湊西班牙流感病毒的真容。

一九九六年八月，他們終於發現了紅血球血凝素蛋白基因。

《科學》雜誌於一九九七年三月發表了陶本伯格的論文，這篇論文告訴世人：西班牙女郎沒有永遠地消失。

在一夕成名的光環下，陶本伯格卻有不得已的苦衷，令他的工作不得不停下來，因為用沃恩的樣本把能做的全部做了，接下來卻不知道到哪裡去找更多的樣本。

從阿拉斯加到挪威，再到阿拉斯加

除了美軍的病理樣本庫外，世界上還有一個地方可能保存著西班牙大流感的病毒，就是永久凍土之中埋葬著的西班牙大流感的病人遺體。

一九五一年，在蕭普的母校、愛荷華大學研究病毒學的瑞典留學生喬漢・赫爾汀和本校的兩位老師曾遠赴阿拉斯加進行挖掘，從埋葬在永久凍土中的西班牙流感病人遺體上取下器官，回到美國後用傳統的細胞培養方法培養，卻沒有取得任何進展。之後，赫爾汀在愛荷華大學完成了學業，留在美國，成為一名病理學家。

一九九六年春天，陶本伯格正處於一次又一次失敗、幾乎要放棄從病理樣本中尋找西班牙流感的基因片段之時，二十八歲的加拿大地理學家柯爾斯蒂・鄧肯來到挪威的斯平特斯伯根島。

從一九九二年開始，鄧肯就開始了她的尋找西班牙女郎之夢，也是從永久凍土層著手，從阿拉斯加到西伯利亞，最後到了斯平特斯伯根島，在這裡她找到了七名死於流感的礦工的墓地。

一九九六年二月，鄧肯得到了各方面的挖掘許可，包括當地政府、鎮議會、死者家屬、挪威醫學會和教會。靠著個人的魅力，病毒學門外漢鄧肯組織了一支由世界頂尖專家組成的團隊，連陶本伯格都成為其中的一員。

就在鄧肯團隊緊鑼密鼓地進行挖掘準備時，陶本伯格再次取得突破，在列兵詹姆斯・道恩的樣本中發現病毒基因。

也是在這個時候，已經退休的赫爾汀讀到了《科學》雜誌上陶本伯格的論文，兩人聯繫上後，赫爾汀願意自費再次前往阿拉斯加進行挖掘，陶本伯格只需要提供一瓶冷凍液。

隨後，赫爾汀立即啟程，時隔四十六年，再次來到萬古不變的阿拉斯加冰原。

一九九七年八月，赫爾汀從一位三十餘歲的婦人的遺體上取下肺部，回到舊金山後，分成幾份寄給陶本伯格。

接到包裹後，陶本伯格馬上開始實驗，一週之內，他分離出了一九一八年流感病毒基因，這是第一次從人體組織裡分離出該病毒的基因。

成功之後，陶本伯格和赫爾汀決定由愛斯基摩人決定何時公佈這個結果。

鄧肯對此一無所知，她的團隊做了大量的準備工作。一九九七年十月，他們來到斯平特斯伯根島進行探測，借助雷達發現屍體埋在兩英尺以下，應該在永久凍土之內，證明挖掘是可行的。

鄧肯團隊的宣傳非常成功，使這個計畫成為名噪一時的科學計畫，以致美國政府也打算進行資助。一九九七年十二月四日，鄧肯和團隊中的著名學者來美國國家衛生研究院參加會議，回答獲得資助以前的最後幾個問題。對鄧肯團隊來說，這個資助已經十拿九穩了。

參加會議的有一位著名的病毒學家、一位著名的流行病學家、一位著名的呼吸病專家以及許多知名學者，也包括剛剛成名的陶本伯格。陶本伯格三個月以前已經發傳真通知了鄧肯，退出她的團隊，因為有幾名記者指控鄧肯收費採訪，儘管鄧肯對此否認，但有關的說法一直沒有平息。作為美國政府雇員，陶本伯格是不能參與這類盈利計畫的。

在會上，陶本伯格宣佈他有三個樣本，病毒血凝素的基因測序已經完成，三個樣本血凝素的基因完全相同。會後，陶本伯格打電話給鄧肯，告訴她關於赫爾汀和阿拉斯加那個小村的事情。

當時陶本伯格並不知道，在和鄧肯通話的五天前，愛斯基摩人已經做出決定，將結果公之於世。在得到這個消息後，陶本伯格決定同時發佈新聞，新聞的稿件在正式公告以前就送給了各位知名學者，也包括鄧肯團隊。

陶本伯格不僅從病理標本中用聚合酶鏈式反應的方法複製出了一九一八年大流感病毒的基因，而且還用阿拉斯加永久凍土中保存的遺體樣本，以同樣的方法複製出了西班牙流感病毒的基因。這兩種方法複製出的基因在序列上一模一樣，互相驗證，打消了包括鄧肯團隊在內的人們對他最初結果的疑問。有了這幾份樣本，陶本伯格就能夠進一步測序，進而完成西班牙流感病毒的完整序列分析。

對西班牙流感病原的研究到此豁然開朗。

受到嚴重打擊的鄧肯團隊執意在斯平特斯伯根島進行挖掘，發現棺材沒有埋在永久凍土中。他們從腐爛的遺體上採樣，送到各國的實驗室進行分析，結果一無所獲。

一九九九年，陶本伯格發表了病毒血凝素的基因序列。二〇〇〇年，神經氨酸苷酶的基因序列被解碼。二〇〇四年初，證明用西班牙流感病毒的基因重組後的流感病毒對老鼠具有致死性。

二〇〇五年十月五日，西班牙流感在人間消失八十六年之後，美國疾病控制與預防中心宣佈，一九一八年大流感的殺手，西班牙流感病毒複製成功。人類第一次從基因片段開始，複製出消失的魔鬼，一段傳奇結束了。

西班牙流感病毒被複製成功後，讓人大失所望，從序列和毒性上看，它並沒有什麼特殊之處。

可它為什麼會有這麼大的殺傷力？

陶本伯格認為，一九一九年後，西班牙流感病毒並沒有消失，而是一直存在於人群之中，過去的九十年，無論是每年流行的流感病毒，還是造成全球大流行的流感病毒，都是直接或者間接來源於西班牙大流感病毒。

西班牙流感的平息，是因為人類對西班牙流感病毒產生了免疫能力，與此同時，西班牙流感病毒自身也產生了變化。

西班牙流感病毒繁殖，需要兩個條件，一是容易在人與人之間傳播，二是毒力不能太大，要在宿主身上多繁殖幾代。如果像一九一八年那樣，不少宿主得病後沒幾天就死了，從病毒繁殖的角度來說，等於自毀長城。因此，一九一八年之後，流感病毒年年變化年年流行，但毒力都遠遠比不上西班牙流感病毒。

陶本伯格還有一個觀點，西班牙流感病毒在出現之時，對人類來說是一株新病毒，它具備了一種到現在還不清楚的機制，能夠感染人且在人群中快速傳播。因為它來自禽類，是禽流感病毒。

喚醒

一九九七年八月，美國疾病控制與預防中心流感中心主任南茜．考克斯正在清涼的懷俄明州度假。

這天下午，小酣的考克斯被電話聲吵醒，考克斯一看號碼是亞特蘭大的實驗室的，心中有種不太舒服的感覺，不知又是什麼瑣碎雜事，讓她原本如懷俄明藍色的天空一樣清朗的心情變得有些煩躁起來。

接通了電話，對方說了幾句後，考克斯心跳如奔馬。

實驗室裡正在對今年各地區送來的流感病毒進行常規分離，這份樣本是五月份從病人身上採集的，送到亞特蘭大後又等了一個月才輪到被分析。檢測的結果發現這株病毒是從來沒有在人身上出現的 H5N1 亞型。

更令考克斯惶恐不安的是，感染這株 H5N1 亞型流感病毒的那位香港三歲男孩已經死亡。

南茜・考克斯想到了蕭普的預言：西班牙流感已捲土重來？

在短暫的激動之後，她很快冷靜下來，重新思考整個事件。這樣做並不是因為她有處亂不驚的本事，而是因為一九七六年的教訓。

一九七六年全民接種豬流感疫苗後，不僅流感大流行沒有出現，而且還造成那麼多的後遺症，流感研究和監測在其後的二十年中也變得非常低調。

常規性的流感監測還在進行之中，但遠離了媒體和公眾視線。不僅美國的病毒學家視流感研究為冷門專業，中國也一樣。當年我所在的研究所內其他科室拿到的科學研究經費每筆均以十萬甚至百萬計，而流感研究室的每筆經費則以千元來計，連孵育雞胚胎的溫室都得借用其他研究室的，能做的工作也就是在各地採取些病毒樣本，送到國外進行分析。

之所以造成這種局面，也有流感病毒本身的問題。由於流感病毒善變，因此疫苗研究很難有什麼突破。從事流感研究的人才沒有什麼前途，都流失到其他領域了，這才有靠陶本伯格一個局外人來獲得突破的事情。鄧肯的挖掘也並非是為了研究本身，而是以新聞效應來獲得重視的一種手段。

此外，一九六八年之後，儘管專家們一再預測很快就會出現另外一次全球性流感大流行，可實際上卻一直沒有出現。一九七六年的一場虛驚之後，科學界變得越來越謹慎了。當疫情出現時，科學家們不再像一九七六年那樣焦慮，而是首先考慮，不要再犯一九七六年的錯誤。

一九九七年八月，考克斯聽完了實驗室的彙報後，吩咐對方召集有關人員，馬上召開緊急電話會議。放下電話之後，她的情緒已經穩定下來。

考克斯首先想到的是陶本伯格剛剛發表的那篇論文。陶本伯格獲得了西班牙流感病毒的一部分片段，但還不能確定這種病毒所屬的亞型。到此時為止，科學界還是不清楚西班牙流感病毒的真容。這次在香港出現的 H5N1 亞型究竟是一次和一九一八年一樣的全球性致命流感大流行的開始，還是和一九七六年一樣的假警報？

在整整一個下午的電話會議上，考克斯和她手下的專家們都無法回答這個問題，最後決定暫時按兵不動，繼續監測。

從那天起，考克斯連續幾天輾轉反側，這株 H5N1 流感病毒，成了壓在她心頭的一座沉重的大山。作為抗擊流感的頂級專家，她不能有半點疏忽。但是，一九七六年的教訓又不容許她做出過度的反應。

考克斯努力讓自己放鬆，安慰自己，沒有什麼值得恐慌的，根據現有的資料，那個男孩確實死了，但連他的醫生都不能確定他是否死於流感。也許男孩有什麼其他疾病，或者因為患流感使他身體虛弱而死。

可是，考克斯腦海中驅之不去的，是蕭普留下的那個碩大的陰影。事實上，H5N1的出現，意味著人類和動物病毒之間的界限被跨越了。

那個男孩死於五月九日，和考克斯的自我安慰恰恰相反，這是一個非常健康的孩子，沒有任何其他疾病。他於五月初出現呼吸道感染症狀，很快轉成病毒性肺炎，入院後呼吸困難，被診斷為賴氏綜合症，這是病毒感染後出現的一種嚴重的併發症。患病開始時患者出現噁心、嘔吐現象，繼而出現中樞神經系統症狀，如嗜睡、昏迷。患此病者平均病死率為百分之二十一，很不幸，這個孩子屬於這百分之二十一。

男孩死亡之後，醫生並不能確認他是死於病毒感染還是死於賴氏綜合症，他們對這種嚴重的病毒感染感到不解，於是從男孩的咽喉取樣，送到香港衛生署實驗室進行分析。分析的結果是只有一種病毒存在，那就是流感病毒。不過香港的實驗室用各種抗體進行了多次嘗試，就是無法斷定是哪一株流感病毒。既然實驗室裡所有的抗體對這株病毒都沒有效果，只好將之送到全球流感監測網的四間中心實驗室之一、設在鹿特丹的實驗室進行進一步研究。

由於香港方面沒有表現出任何緊迫性，鹿特丹方面就將其當作一般的樣本，讓其慢慢地排隊。到了七月還沒有輪到，乾脆把這個樣本送到亞特蘭大，讓另外一家中心實驗室，美國疾病控制與預防中心的實驗室監測。

疾病控制與預防中心接到樣本，上面沒有任何說明，只標明這是一株流感病毒。疾病控制與預防中心流感實驗室同樣按先來後到的順序讓它排隊，好在美國人比歐洲人工作勤奮，排了一個月的隊，終於對這株病毒進行了監測。

全球流感監測網一共有一百多個國家參加，在美國本土有一百一十個地方流感中心，定期採樣，疑難樣本送疾病控制與預防中心進行分析。疾病控制與預防中心每年收到數千份樣本，像這種沒有緊急標識的樣本只排了一個月隊，算是很幸運的了。

美國疾病控制與預防中心的流感實驗室代表著全球流感病毒分析的最高水準，再疑難的樣本通常也能得出結果，這次也不例外。幾輪分析後，結果出來了，這是一株禽流感病毒。

美國疾病控制與預防中心的技術人員很奇怪，鹿特丹幹嗎在人流感樣本中摻雜了一份不是從野鳥就是從雞身上採取的樣本？打電話去問，一直追問到香港，才確定這個樣本是從一個死去的小男孩身上採取的。

和人流感病毒不同，禽流感病毒殺死鳥類的情況很少。人流感病毒感染肺部，禽流感病毒則寄生在鳥的腸子裡，如同細菌寄生在人的腸道中一樣，能和鳥類和平共處。

理論上禽流感病毒不能感染人，因為它複製所需要的酶只存在於鳥的腸細胞中而不在人肺細胞中。但是任何理論都有例外，一旦出現例外，即禽流感病毒感染人的情況，結果就是災難性的，因為這是人免疫系統從未見過的病毒血凝素和神經氨酸苷酶的蛋白，因此無法做出免疫反應，那位小男孩正是因為這個原因而去世的。

讓疾病控制與預防中心的流感專家們心跳加速的不僅是禽流感病毒在人身上出現這一事實，還在於病毒出現的地方：香港。

有豬

一九五七年大流感被稱為亞洲流感，首次出現在中國貴州。

一九六八年大流感被稱為香港流感，首次出現在中國廣東。

這兩次全球流感監測網建立之後出現的全球性流感大流行都始發於南中國，而且都是禽流感和人流感的重組毒株。也就是說，由於某種原因，禽流感和人流感雜交，形成了一種能夠在人群中流行的流感病毒，這樣的病毒對於人類來說，毒性是相當大的。

一九五七年和一九六八年，由於時代的原因，沒有能夠在大流感的初期就分離確定帶有禽流感基因的流感病毒，這一次是不是成功地捕捉到了先兆呢？

得到這個消息，考克斯出了一身冷汗。幸虧這不是流行的先兆，否則等了三個月才得到鑒定結果，病毒早就流行到全世界的每一個角落了。

但是，春天沒有流行並不表明能夠放鬆警惕，因為每次流感大流行都是春天開始流行第一波，秋天出現流行的第二波，第二年春天還有第三波。尤其是西班牙大流感，第二波比第一波要厲害百倍，因為病毒在第一波流行過程中發生了變異。

西班牙流感！西班牙流感！西班牙流感！

一九一九年之後，西班牙流感成了懸在醫學界頭上的一把隨時可能落下的鍘刀，現在輪到考克斯來判斷，這一次那鋒利的刀鋒是否會落下來？

西班牙流感究竟從何而來？

這個問題直到今天還是沒有確切的答案。

一九九八年，在西班牙流感爆發七十年之際，美國曾經播出了一個電視紀錄片，對那次流感進行了編導們認為合理的解釋。片中的解釋是，因為該軍營在農村，不遠處就是豬圈。農民天天焚燒豬糞，賴利軍營上空黑雲籠罩，流感就是這樣傳播開來的。

這種說法還是延續了蕭普的豬流感的說法，只不過反其道行之，認為一九一八年大流感是豬流感由於某種原因進入人類，最終在人類中間流行。

禽流感監測之中，也出現要清理雞蛋、小心雞屎鳥糞的類似說法，這種說法是典型的輿論的穿鑿附會，陶本伯格稱之為「豬糞說法」。流感病毒再強壯，也無法在濃煙中存活。蕭普的看法是正確的，西班牙流感不是豬傳給人，而是人傳給豬的。

從目前掌握的證據看，西班牙流感儘管首先在美國出現，但卻是從歐洲傳到美國的，因為一九一八年二月在歐洲就已經出現了輕微的類似病例。

那麼，歐洲是西班牙流感的原發地嗎？還是從別的地方傳到歐洲的？

科學界普遍認為，西班牙流感病毒同樣來自禽流感病毒。但是在感染人之前，禽流感病毒被「人性化」了，就是在保存了禽流感劇毒性的基礎上，獲得了人流感病毒能在人肺部細胞中生長的特性。但是，西班牙流感病毒並不是像一九五七年、一九六八年大流感病毒那樣由禽類直接傳染給人，而是有一個中間的環節，正是這個關鍵的中間環節，使得西班牙流感成為數千年一見的瘟疫。

那麼這個關鍵的中間環節是什麼呢？

美國聖朱蒂兒童醫院的羅伯特・韋布斯特是蕭普的信徒，他認為豬就是這個中間環節。

蕭普只看到豬流感，而沒有瞭解到禽流感。韋布斯特一派人的看法是，可憐的豬既可以被禽流感病毒感染，也可以被人流感病毒感染，如果只被兩者之一感染，就會得流感，很多豬會死亡。但如果恰巧被兩者同時感染，機緣巧合的話，在這頭豬的體內就可能重組出一個毒性大的人＋禽流感病毒，那就會造成全球性大流感，最嚴重的就是西班牙流感。

韋布斯特對西班牙流感的解釋是，禽流感病毒先感染豬，然後由豬傳給人，這就解釋了為什麼蕭普等人發現西班牙流感的倖存者身上有豬流感病毒抗體，以至很長時間內認為豬流感病毒是罪魁禍首。另外的證據是一九五七年的亞洲流感和一九六八年的香港流感，兩株病毒都間接來自禽流感病毒。韋布斯特認為這兩株病毒同樣經過了豬的環節，這也可以解釋為什麼這兩次大流感會首先出現在中國：因為中國人養了大量的豬，而且由於飼養方式尚未實現工業化，人和豬的接觸機會非常多。

韋布斯特的解釋雖然不無道理，但還是有漏洞，因為養豬的到處都是，和豬頻繁接觸的並不僅僅是中國人，為什麼只在中國雜交出能夠流行全球的流感毒株？就算中國的豬飼養情況特殊，但這是全中國的普遍情況，為什麼偏偏只有中國南部才會孕育出大流感的病毒株？

韋布斯特對中國情況的瞭解大多停留在紙上談兵的程度，但香港大學的甘迺迪．肖特里奇則不同。他身在南中國，在韋布斯特解釋的基礎上提出了自己的看法，在鳥和豬之間又加了一個中間環節，這個中間環節是鴨子，因為同時與鳥、鴨、豬接觸這種情況在中國南部的生態環境下是完全可能的。

肖特里奇和韋布斯特的理論，使得南中國以及東南亞、南亞地區成為科學家關注的敏感地帶，一九九七年香港出現的 H5N1 就是這個敏感地帶的第一次風起雲湧。

也有鴨

從歷史上看，一九一八年大流感之後，全球的流感大流行沉寂了將近四十年，然後連續出現了兩次大流行，之後還有一次中等規模的流行，基本上十年一次，即一九五七年的亞洲流感，一九六八年的香港流感和一九七七年的俄羅斯流感。和西班牙流感一樣，這三次流感的名稱都存在著誤會，後來表明，這三次大流感無一例外始發於中國。一九五七年始發於貴州，一九六八年始發於廣東，一九七七年俄羅斯流感的病毒是 H1N1 亞型，同樣起源於中國。

有道是「春江水暖鴨先知」，在中國南方，插秧以後，農民們把鴨子放在稻田裡，讓牠們吃掉田裡的昆蟲。莊稼收割以後，鴨子再回到田裡，吃淨剩下的稻粒，這樣既保證了水稻的生長，又餵肥了鴨子。在這期間，放養的鴨子和野生的鳥接觸的機會極多，因此禽流感病毒很容易感染鴨子。而鴨子與豬都由農家飼養，二者接觸機會較多，流感從鴨子到豬不是一件難事。

鴨子很早就被懷疑在流感大流行中扮演了角色，多了鴨子這個中間環節，禽流感就會更容易感染豬，因為傳播鏈涉及三種不同的動物，其突變也會更多。這種生態狀況在其他國家較為少見。比如美國也有鴨子，只是那些鴨子多為野生，和鳥的接觸機會多，但和豬沒什麼接觸機會，因此不會形成變異的流感病毒。

中國南方這種生態環境是在十七世紀初形成的，人類流感大流行是從十九世紀開始的。肖特里奇認為流感大流行有人口遷移活動增加等原因，但其根源在於中國南方的這種生態環境。經過百年的變異，流感病毒有了這樣一個適宜的生活環境，就會突破人和動物的界限。

肖特里奇對一九一八年西班牙流感的推測是這樣的：這種流感病毒很可能早就存在於中國南方水鄉的居民體內，由於長期與該病毒共存，這些人已經有了免疫力。在一戰期間，二十多萬中國勞工來到歐洲，流感病毒就這樣被帶到歐洲。在歐洲和美洲流行了一圈，發生了致命性的變化。

陶本伯格贊同這個觀點，他注意到一九一九年中國醫學雜誌上的一篇文章，介紹哈爾濱的流感流行，和美國的情況完全一樣，即在春天出現較輕微的第一波，在秋天出現致命的第二波，而且和美國一樣，這種病毒能殺死豬。如果說病毒是從歐洲傳來的話，時間不對，因為西班牙流感最早在六月初才傳向全球的。不過因為證據不足，謹慎的陶本伯格沒有下肖特里奇那樣的結論。

而在一九九七年的南茜・考克斯眼裡，香港死去的孩子好像能驗證韋布斯特的假設，流感病毒的基因分析沒有發現豬流感病毒的成分，也就是說沒有豬這個中間環節，而是從禽直接傳給了人。

她馬上下令提高實驗室的安全級別，以免這株流感病毒在實驗室工作人員中造成感染。同時要排除出錯的可能，一定要確認這株病毒是從人身上分離出來的，而不是由於人為的原因鬧混了。

好在香港的實驗室還保存著原始的樣本，火速送到美國疾病控制與預防中心，再次檢測的結果表明確實是禽流感。鹿特丹實驗室正好在相同的時間也對這份樣本進行了檢測，得到和美國疾病控制與預防中心相同的結論。

但是，這些結果都不能保證原始的樣本未被污染，因為從來沒有發現過禽流感直接感染人的例子，必須徹底排除污染的可能。於是美國疾病控制與預防中心、世界衛生組織組成專家組來到香港，韋布斯特也在其中。

到了香港後，他們從男孩所住的醫院開始調查，看看有沒有其他人在同一時間生病，取樣的管子是否會被污染，醫護人員有沒有住在養雞廠附近的，病房是不是乾淨，樣本採集後放在哪裡，是怎麼被運輸到衛生署實驗室的；然後檢查衛生署的實驗室，有沒有新人開始工作，之前是否檢測過動物病毒，等等，結果沒有發現任何疑點，香港的醫院和實驗室的條件和質控讓專家組非常滿意。而且在檢測男孩樣本的同時，該實驗室也在檢測將近一百份其他病人的樣本，如果是實驗室污染的話，不應該只有男孩這一份被污染，同時在樣本中發現肺部細胞，也表明污染不太可能發生。

經過將近一週的調查，污染基本上被排除了，接下來要確定男孩是不是死於流感。醫院的病歷表明男孩沒有患其他疾病，流感是唯一的死因。

下一個問題是禽流感病毒從何而來，分子生物學檢測表明這是一株純禽流感病毒，那麼只能是因為直接接觸禽類而來。

專家組發現幾個月前在香港的三家農場發生過雞瘟，五千隻雞死亡，原因正是H5N1。但是男孩和家人都沒有接觸過鳥和雞，在男孩的幼稚園也沒有發現禽流感的痕跡。

專家組來到中國內地，和有關部門進行了交流，但這裡沒有流感爆發的跡象。

這次調查採集了數百份樣本，查出了另外四個H5N1的感染者：一位實驗室工作人員、一位農場工人、死亡男孩的一個同學和另外一個同學的家長，都有感染的理由，但都和死亡男孩及其家庭無關。

九月，調查組得出結論，男孩的確死於禽流感，但H5N1並沒有在人群中擴散，不會引起全球流行。專家們建議香港政府加強監測，然後各自回家，滿意地相信一切都在控制中。

可惜，他們高興得太早了。

感恩節對於美國人來說比耶誕節還要重要，是全家團聚的日子。考克斯一家也早早做好了計畫，但是，在感恩節的前一天晚上，她接到來自香港的一個電話：香港再次出現禽流感。

不僅考克斯，整個團隊的感恩節休假全部取消，全球流感監測系統進入臨戰狀態。能做的還是加強監測，馬上動手研製禽流感疫苗。

這次香港的 H5N1 到了年底一共出現了十八例，死亡六人，為五名兒童和一名女子。儘管病人多以兒童為主，但重症者多為十八歲以上的健康的年輕人，這種趨勢和西班牙流感流行時很相似。

倒楣的是雞

十二月初，美國國家衛生研究院召集了鄧肯計畫聽證會，考克斯也是與會專家之一，當陶本伯格說出他有三個樣本時，考克斯的心中出現了希望：在這個關鍵時刻，如果能確定西班牙流感的病毒株，對於香港禽流感的預防控制將會起到決定性的作用。可是片刻之後，她的心又涼下來，因為她知道陶本伯格起碼還需要幾年時間來做準備工作。

看著在會上侃侃而談的韋布斯特，考克斯心裡的氣就不打一處來。這傢伙幾個月前作為赴香港調查組的主要專家，對那個萬事大吉的結論負有直接責任，在有可能出現禽流感全球流行的時刻，卻還在這裡高談闊論去挪威那個小島挖掘的安全問題，也許他們還沒開始挖掘，西班牙流感就又傳遍全球了。

陶本伯格的論文一發表，考克斯就決定退出鄧肯那個越來越沒有科學色彩的挖掘計畫。在這次會議後，美國疾病控制與預防中心更是和陶本伯格全力合作，經過八年努力，終於在二〇〇五年複製成功西班牙流感病毒，而韋布斯特則一無所獲。

這是後話。一九九七年底，陶本伯格的序列分析還不知道要幹到猴年馬月，香港那邊的疫情已經火燒眉毛了，和一九七六年相比，這次像是真的要出大事了。

一九九八年一月，美國國家衛生研究院研製出的H5N1疫苗已經能夠給實驗室工作人員免疫了，他們要求藥廠開始生產，但藥廠按兵不動。藥廠一方面怕如此兇狠的禽流感在工廠內流行；另一方面鑒於一九七六年的教訓，在沒有確切的大流行跡象出現之前，不願意再犯同樣的錯誤，而且這次國會還能不能像上次那樣把官司都扛下來，還是未知之數。

疾病控制與預防中心和國家衛生研究院知道急也沒用，因為即便藥廠開始行動了，也要經過九個月到一年才能生產出足夠的疫苗。因為實驗室檢測的耽誤，加上調查結果的誤導，沒有在春天採取行動。如果這次真的是西班牙流感捲土重來的話，事到如今，已經錯失靠全民免疫來預防的時機了。

香港的調查在繼續，發現流感病人和香港的雞市有若干聯繫。這時肖特里奇對香港鳥類的調查也追蹤到了這個每天從廣東輸入雞和鳥的市場，H5N1已經在雞群中出現。在他看來，這裡就是各型流感病毒會合傳播的最佳場所，病毒也很可能從禽類傳播給人類。

也就是在一九九八年一月，這個雞市有不少雞突然死亡。經過檢測，這些雞中有五分之一死於H5N1型流感。

肖特里奇發現這些患流感的雞都來自中國內地，在到達雞市之前曾集中過幾天，他認為正是在這段時間，禽流感開始在雞群中流行，然後再在雞市感染人。

這些病雞來自一九六八年大流感的首發地廣東，在肖特里奇看來，一場類似一九一八年大流感的流感大流行馬上就要開始了。

美國疾病控制與預防中心的專家們則繼續調查那個死去的男孩。他們做了大量的工作，最後證明，吃雞、養鳥、去動物園等都不會感染禽流感，除了這個男孩的傳染途徑還不明確之外，其他的禽流感病人在生病前一週內都去過雞市。

到此時，香港的禽流感流行已經造成很大的恐慌，各醫院通宵為市民做流感檢測。滿城風雨之中，香港政府的壓力很大，迫切希望國際專家做出建議。

目前的所有線索都指向雞市，科學家們提出建議，香港政府很快接受了。一九九七年十二月二十九日，香港特別行政區經濟局局長葉澍堃宣佈：殺雞！香港、九龍和新界一雞不留。

港府火速組織了上千人的殺雞隊伍，第一天，全港殺了七十七萬隻雞，到次日一共殺死了一百三十萬隻，就這速度，香港特區政府還覺得太慢了。

殺完雞後，香港的雞市關閉一個月。這一個月內香港人就不要吃雞了。一個月之後還得從廣東運雞進來，不過要進行檢測，以確保沒有禽流感。同時要求雞不要放在木籠中，而是放在容易消毒處理的塑膠籠子裡。一共檢測了二十萬隻雞，沒有再發現禽流感。

肖特里奇和韋布斯特在香港建立了一套檢測禽流感和豬流感情況的系統，也沒有再發現H5N1。

其他國家也加強戒備，倫敦機場隔離了一位來自香港的有呼吸道感染症狀的人，結果不是禽流感，世界其他地區沒有發現禽流感的存在。

隨著一場聲勢浩大的殺雞行動，禽流感很快在香港消失了。

二月，通常是香港流感的高峰期，但沒有發現禽流感，考克斯等人的一顆心放回了肚子，警報可以解除了。

肖特里奇和美國疾病控制與預防中心科學家們相信他們成功地阻斷了另外一次西班牙流感的流行，代價只不過是香港特區政府花錢買下全香港的雞然後殺死、香港的老百姓一個月時間不能吃雞而已，不會像一九七六年美國那樣惹上無數的官司。

然而不少科學家對這場殺雞行動的效果抱著懷疑甚至否定的態度。

從五月出現第一例 H5N1，到十二月底殺雞，中間經過了七個月，以歷次大流行包括西班牙流感的經驗，如果真是流感大流行的話，這七個月之內，早已形成燎原之勢，哪裡會這麼平靜？

這株 H5N1 在當地的雞中應該已經存在了一段時間，雞市和各商店飯店的工作人員等頻繁地和雞接觸，但並沒有出現感染禽流感的情況，僅僅用他們長期接觸因此具有免疫力來解釋，實在是太過牽強了。大流感之所以發生，就是因為人群不具備免疫能力，也無法在短時間內形成免疫能力。上述的情況只能說明這株 H5N1 還沒有具備大流行的能力。

此外，如果說因為殺雞而阻止了一場大瘟疫的話，最無法解釋的是，香港的雞市並不是病毒的源頭，禽流感是從廣東傳來的，捨本逐末控制了香港，並不能控制廣東，為什麼廣東和中國其他地方沒有出現致命性流感的流行？

一九七六年，美國的全民豬流感疫苗接種造成了嚴重的後果，一九九七年香港的殺雞行動對香港的經濟和民生同樣產生了巨大的負面影響。從某種意義上來說，兩者都應該算作決策失誤。

讓我們假設一下，如果五月那個男孩的樣本沒有得到檢測，也就不會出現對H5N1的恐慌和重視。在不注射流感疫苗的情況下，每年會有百分之二十五的人得流感，美國平均每天死於流感的人超過一百人。按香港的人口，每天正常死於流感的平均人數肯定會有好幾個，而從五月到次年一月，一共才發現十八起禽流感，死了六個人，即便在流感最不猖獗的年景，這種比例也少到可以忽略不計。

對於香港的這次疫情，考克斯心裡明白，這一次的H5N1株是純粹的禽流感病毒，沒有和人流感病毒發生重組，因此雖然能感染人，但不能從人再傳給其他人，也就不可能引起大流行。

但不管怎麼說，正是香港的這次疫情，讓處於低谷的流感研究和監測工作一時間成為科學家關注的焦點，從那時開始，在人類的記憶中，大流感已經開始蠢蠢欲動了。

十年

一九九八年，正值西班牙大流感爆發八十週年。

從這一年開始，其後的十年，是禽流感的年代。

禽流感病毒並非新生事物，很可能已經在禽類中存在了很多年，其歷史不會短於人流感病毒。禽流感病毒對於禽類的毒性遠沒有人流感病毒對人類的毒性大。動物身上攜帶了很多病毒，科學界根本無暇下功夫去研究，因為人類病毒就已經夠讓人頭疼的了。

在眾多動物病毒中，禽流感病毒大概是最受人類關注的病毒了，這種關注源於一九五七年的全球性流感大流行。那次亞洲流感的病毒是禽流感病毒和人流感病毒的重組株。十一年後的另外一次大流行——香港流感同樣也有禽流感的成分。一九一八年西班牙大流感之後僅有的兩次全球性流感大流行都來源於禽流感，人類不得不對禽流感刮目相看。

一九九七年香港的禽流感事件，是第一次正式發現人被禽流感直接感染而生病和死亡的，不過，據推斷，在此之前類似事件肯定發生過很多，只是因為沒有進行病毒鑒定而被忽略了，這次流行最早的跡象是一九九六年在廣東飼養的鵝身上發現的。從一九九七年開始，禽流感在威脅人類的動物病毒中獨領風騷。

禽流感病毒均為甲型流感病毒。因為一九五七年亞洲流感病毒來源於禽流感病毒，從一九五九年開始，科學界在研究人流感的同時，也研究禽流感。迄今為止，一共發現了一百四十四株禽流感病毒，其中能感染人的一共有七種，其中導致一九九七年香港殺雞的H5N1毒性最大，在實驗室接種雞胚胎後，所有接種過的雞胚胎都死亡了。

H5N1對禽類的毒性究竟有多大，目前並不十分清楚，主要原因是人們抱著寧可錯殺一千也不放過一個的心理，一旦雞群中出現一個得H5N1流感的雞，馬上把全場的雞全殺了。如此草木皆兵，自然無法客觀地瞭解H5N1在禽類中的自然流行史。從這一點來說，H5N1肯定是對禽類來說最大的瘟疫。在一九九七年，全香港的家禽和寵物鳥統統被殺，就因為H5N1在人群中出現。

一九五九年之後，一共出現了二十一種新的禽流感病毒株，都是在歐洲和美洲出現的，亞洲沒有出現新的禽流感病毒株。這二十一種新禽流感病毒中，只有五株從一個雞場擴散到其他雞場，五株中只有一株擴散到了其他國家。

美國迄今為止最大的雞群中禽流感流行發生在一九八三年，賓州一共殺死了一千七百萬隻雞，造成二・五億美元的經濟損失。

一九九七年香港的禽流感事件，給了流感研究和監測一個鹹魚翻身的機會，讓人類對於瘟疫的恐懼從愛滋病這種以血液傳播為主的免疫系統疾病重新回到流感這種呼吸道傳染性疾病上。

其後，儘管世界衛生組織和世界各國加強了對禽流感的監測，可是幾年之內並沒有值得一提的疫情，眼看那場流感又要變成一場狼來了的惡作劇，人們對流感的熱情也開始漸漸消失。

二〇〇三年，荷蘭雞群中爆發禽流感大流行，這次的流行株是H7N7亞型。荷蘭全國的一億隻雞中，三千萬隻因此被殺，疫情擴散到數百家雞場，甚至出現在比利時。一共有八十三個人感染了此型禽流感，但症狀很輕，只有一名獸醫因此死亡。

一九九八年，禽流感H5N1株在香港消失，數年之間不見蹤影，科學界普遍認為這株流感病毒進入人群是一種罕見的偶然情況，通過全港殺雞行動已經將之徹底消滅了。但是，在二〇〇三年，H5N1再次出現。

二〇〇三年二月，香港的一個家庭出現兩例H5N1病例，其中一例死亡。流行病學調查，此兩人最近去過福建，死亡的那例是在福建時死於嚴重的呼吸系統疾病，但沒有留下樣本，因此無法確定是否死於H5N1禽流感。

二〇〇三年十二月，泰國一個動物園的兩隻老虎和兩隻豹子突然死亡，經過調查發現，是因為吃了正患 H5N1 禽流感的活雞所致，證明直接接觸可以感染禽流感，並導致死亡，和人群中的病例一致。

同樣，在二〇〇三年十二月，韓國三個養雞場出現 H5N1，導致雞死亡。

二〇〇四年一月，泰國和越南發現 H5N1 病人。

二〇〇四年一月，日本、柬埔寨和寮國在雞群中發現 H5N1 病毒。

二〇〇四年二月，泰國一個家庭養的十五隻貓死了十四隻，另外一隻也患流感，但恢復過來。起因是其中一隻貓接觸過一隻死雞。中國和印尼的雞群中發現 H5N1。

二〇〇四年三月，泰國出現十二例 H5N1 流感病人，其中八人死亡。

H5N1 從二〇〇三年二月開始（也許在福建會更早），經過一年的進展，開始在亞洲各個地方出現。這種現象在流感學家眼中，是一場大流行的開始。從一九九七年起，經過五年多的密切監測，科學預測終於成真了。二〇〇二年至二〇〇三年冬春之際，是 H5N1 禽流感大流行的第一波。

被 SARS 弄得焦頭爛額的世界衛生組織和各國衛生防疫部門緊急行動起來，殺雞的殺雞，消毒的消毒，到二〇〇四年四月和五月，沒有再出現 H5N1 的疫情，不過有關方面絲毫不敢放鬆警惕，因為這種流行通常會在秋天出現更嚴重的第二波。

用不著等那麼久。二〇〇四年六月到七月間，中國、印尼、泰國、越南相繼報告雞群中H5N1再度出現。

二〇〇四年七月到八月，越南出現四例H5N1流感病例，病人全部死亡。馬來西亞在雞群中發現H5N1。

二〇〇四年九月到十月，泰國報告了五例H5N1流感病例，其中四人死亡。泰國動物園的老虎也因為吃活雞而爆發禽流感，四百四十一隻老虎死了一百四十七隻，在非法進口的兩隻鷹身上也檢測到H5N1。

二〇〇四年十一月，泰國報告了五例H5N1流感病例，其中四人死亡；越南報告四例H5N1流感病例，病人全部死亡。

這是這次禽流感流行的第二波。

傳播

二〇〇四年十二月，禽流感在雞群中的流行蔓延到印尼、泰國、寮國、柬埔寨和越南。

二〇〇五年一月，越南的病例數增加到六例。

二〇〇五年二月到五月，柬埔寨報告四例病例，均死亡。

二〇〇五年二月，越南出現十三例新的 H5N1 病例，其中十二人死亡。

二〇〇五年四月，青海湖野生鳥類大量死亡，總數達六千三百四十五隻。

二〇〇五年六月，新疆雞群中出現 H5N1 流行。

二〇〇五年七月，印尼報告首例 H5N1 病例，同一家庭中還有另外兩名成員可能被 H5N1 感染。俄國西伯利亞雞群中出現 H5N1 大流行。

二〇〇五年八月，哈薩克斯坦雞群中出現 H5N1 大流行；越南 H5N1 病人總數達到六十四例，其中二十一例死亡；中國西藏野鳥中出現 H5N1 流行；蒙古的兩個湖區有八十九隻野鳥死於禽流感。

二〇〇五年十月，臺灣和中國內地相繼發現鳥類中 H5N1 的存在；英國發現進口鳥攜帶 H5N1；印尼 H5N1 病人達到五例；土耳其和羅馬尼亞雞群中出現 H5N1 流行；克羅地亞發現野鳥攜帶 H5N1；泰國和印尼發現更多的病例。

二〇〇五年十一月，越南報告二〇〇五年七月後第一例病例，中國報告第三例病例和更多的雞發現 H5N1。

二〇〇五年十二月，烏克蘭發現鳥攜帶 H5N1。土耳其報告鳥中禽流感流行，科威特在鳥群中發現 H5N1。

二〇〇六年一月，土耳其報告二例病例，和雞群中的禽流感流行。伊拉克報告第一例病例。

二〇〇六年二月到三月間，這波H5N1禽流感達到流行的高峰。奈及利亞報告雞群中禽流感爆發，伊拉克出現第二例死亡和十三例新病例，印尼報告二十三例病例，其中十八人死亡，中國報告十二例，其中八人死亡，馬來西亞在放養的雞中發現H5N1，希臘、義大利、德國、伊朗、奧地利、斯洛維尼亞、斯洛伐克、波赫、喬治亞、塞爾維亞、匈牙利、波蘭、捷克、保加利亞等國相繼報告天鵝被H5N1感染。

H5N1還在繼續擴散之中。阿爾巴尼亞在雞群中發現H5N1，亞塞拜然報告裏海漂浮著因感染H5N1而死的鳥的屍體和人被感染的病例。歐洲國家下令所有飼養的禽類包括動物園中的禽類一律圈在室內。

埃及在雞群中發現病毒，同時報告人被感染的病例，下令處死五十萬隻雞。尼日、喀麥隆、瑞士、瑞典、西班牙和法國在野鴨和水貂中發現感染。印度報告了八例病例，同時證實正在鬧雞瘟。義大利報告了十六例新病例，俄國宣佈在大養雞廠中爆發禽流感，丹麥發現三十五隻死於禽流感的野鳥，法國的上千隻火雞死於禽流感，德國和奧地利報告貓死於禽流感，以色列、約旦、緬甸均發生雞瘟，柬埔寨又出現人被感染的病例，德國在黃貂中發現

H5N1 病毒。

二〇〇六年四月到五月，埃及出現第一例禽流感死亡病例，雞瘟蔓延到蘇丹、象牙海岸、布吉納法索、阿富汗，印尼一個家庭有七名成員相繼死於 H5N1 禽流感。

到此時為止，全球被 H5N1 病毒殺死和為了控制 H5N1 病毒而被殺死的雞超過兩億隻。

兩年之間，雞、鳥、鴨、人、豬、火雞、貓、老虎、貂紛紛成為 H5N1 的犧牲品。H5N1 從亞洲擴散到了非洲、歐洲。但是，太平洋和大西洋似乎再一次成為天然屏障，和西班牙流感以及其後的各次大流感相反，鬧了兩年的 H5N1，居然沒有出現在美洲大陸，一九一八年大流感的最大流行地美國，居然連一例 H5N1 都沒有。

經過「911」和炭疽恐慌，正在努力建立生化盾牌的美國暗自慶幸，但是從政府到科學界都不敢掉以輕心，因為如果這次真的是西班牙流感捲土重來，美國是無法獨善其身的。

二〇〇五年十一月，布希總統發表公開信，呼籲全民、全國和全球一起和這次大瘟疫做鬥爭。

這封信，被一位知名的禽流感威脅論的反對者稱為：狼嚎。

此時，美國疾病控制與預防中心和陶本伯格終於完成了西班牙流感病毒的複製工作，人類終於看清了西班牙女郎的真容實貌，這個消息對正面臨 H5N1 禽流感威脅的科學界，如同大旱甘霖。

但是，他們很快發現於事無補。

首先，西班牙流感病毒不是H5N1，而是H1N1。也就是說此時出現在許多國家的H5N1株並非西班牙流感捲土重來。但是，它會不會造成另外一起可以和西班牙流感威力相當的大瘟疫呢？

其次，和幾十年來的預測恰恰相反，從基因上分析複製出的西班牙流感病毒，還是令科學家們大失所望。

在西班牙流感病毒被複製成功以前，科學界希望不僅能從這個病毒身上找到西班牙流感的奧秘，而且能找到破解流感大流行的鑰匙，從而徹底揭開謎團。但是當病毒複製成功以後，科學家們大失所望。用陶本伯格的話說，這是一個看上去很普通的病毒。儘管已經搞清楚是哪些變異使這個病毒成為歷史上最厲害的殺人武器，可是下一次變異還會在原位嗎？這個病毒本身和其他病毒的例子早已表明，病毒這種低級生物的變異是沒有痕跡可循的、是不可預測的。

變異不可預測，而變異之簡單也讓人不可理解，怎麼看西班牙流感病毒都不像一個兇險的病毒，和H5N1相比，西班牙流感病毒真的文靜如淑女。H5N1在全球擴散之際，各國政府和有關國際機構把西班牙流感病毒先放在一邊，集中精力控制H5N1。

對於二〇〇五年的決策者來說，所有的證據都表明，H5N1已經達到了空前活躍的程度，正處於從禽病毒到人病毒的轉化之間，一旦變異或者重組出一個能夠在人群中快速傳播的病毒，就會引發另外一場大瘟疫。因此，要在這種轉變出現之前，將H5N1徹底控制住。

但是，從根本上控制是不可能的，因為唯一的可能性是學習香港，將雞全部殺死。但這是絕對不可能的，即便是香港殺雞，也是權宜之計，事後還得從廣東重新進口雞，因為雞已經成為人類飲食中不可缺少的一部分。

雞肉壓倒其他肉類，成為人類肉食的主要來源有兩個原因。一是發達國家的健康趨勢。發達國家，比如美國，以往以吃牛肉為主，美國的牛存欄數和生產加工能力足以保證美國人吃肉。但是近代以來，脂肪攝入太多對於健康的不良影響已經被反覆證實，美國大眾健康教育的一個重點是用白肉代替紅肉。所謂白肉就是雞肉，紅肉就是牛肉，至於豬肉，因為脂肪含量太高，根本不在考慮之列。美國的雞肉銷售量不僅早就超過牛肉，而且還在持續上升。牛肉業只能靠擴大出口來維持。二〇〇七年，美國人均消耗雞肉為九十磅，為一九六〇年的三倍以上，而人均消耗牛肉僅為六十五磅。從美國的角度，全面殺雞雖然不會導致老百姓沒肉吃，但其導致的影響健康的長遠後果會相當嚴重，甚至超過禽流感可能造成的損失。

另外一個因素是發展中國家的食品供應問題，尤其是人口眾多的亞洲國家，包括中國。這些國家傳統的飲食結構是以素食為主，但是隨著時代的進步，這些國家的老百姓也希望能吃上肉和多吃肉，對於這些國家的政府來說，學習美國等國家靠養牛來為民眾提供足夠多的肉食不現實，即便靠傳統的養豬業也無法實現，唯一的可能是大量養殖生長期短的雞，雞肉成為這些國家填補肉類空缺的唯一的手段。此外，人口爆炸對這些國家產生了巨大的壓力，他們傳統的飲食結構無法為多出來的人口提供食物，必須靠大規模工業化養雞來彌補。如果全面殺雞，這些國家一來不能保證老百姓吃肉，二來很可能出現饑荒。

雞的數量持續增加，美國已經達到人和雞的比例一比四十以上，中國也達到一比十以上，兩國都存活著上百億隻雞，這些雞的生存環境極其擁擠，養雞廠盡可能地節省空間，讓雞一個挨著一個地擠在籠子裡，更有的新型以產蛋為目的的養雞廠的雞籠是一個摞一個，從地面一直到房頂，而且每個籠子裡雞放得過多，使得有些雞不得不踩在其他雞身上。這種環境，一旦出現禽流感，會馬上傳播開來。

雷聲大雨點小

美國在禽流感爆發中倖免於難，原因是美國的養雞廠消毒措施做得好，養雞場的雞也沒有和其他禽類接觸的機會。禽流感之所以以亞洲為最，原因是消毒不過關，加上中小型養雞場的雞和鳥、鴨、鵝等動物接觸的機會很多，也就比較容易傳染上禽流感。

亞洲的雞產量增長迅速，從一九八四年佔全球雞產量的百分之二十三，總數和美國相等（均為六萬噸），到二〇〇四年，佔全球的百分之三十一，為兩千一百萬噸，超過美國的一千六百萬噸。其中中國的雞產量在二十世紀九〇年代增長了三倍，泰國、越南和印尼的雞產量在三十年內增長了八倍。正是這些地區，成為禽流感的疫原區。

在亞洲地區加強禽流感檢測，一旦發現疫情馬上加以控制，將出現疫情的雞場的雞全部殺死，甚至像中國那樣給雞打禽流感疫苗，是不是就能夠有效地控制禽流感了呢？

各國政府和國際組織認為這是現實可行的辦法，但是反對的聲音也很強烈，有人直接質疑禽流感的來源，認為並不是從野鳥而來，而是在養雞場自己出現的。他們認為，是現代化的高密度的養雞方式才導致了禽流感疫原的出現。

H5N1於一九九七年在香港出現，據調查，早在一九九六年這種病毒就在中國內地出現，當時中國的養雞業快速增長，達到了一定的水準，不僅城市，就連很多村鎮都開設了養雞場。中國的雞瘟，其實一直就沒有斷過，由於沒有對之進行研究，因此也無法斷定是哪一型的禽流感所導致。

香港禽流感後，二〇〇三年開始，亞洲禽流感再次出現，雖然不一定都始發於中國，卻和亞洲各國養雞業的高度發展步調一致。

現代化養殖業，使數量眾多的雞擠在狹小的空間內，加上亞洲本身就是人流感病毒和禽流感病毒的多發地，其自然和社會環境非常適於流感的爆發，因此有人認為，工業化的養雞環境為禽流感的變異創造了有利的條件，世紀之交，這種變異達到了爆發的程度。換句話說，是人類自己創造了禽流感這個瘟疫。

基於上面所說的原因，這種趨勢是無法扭轉的，因此只能盡力做好準備和防範工作。

二〇〇五年十月二十七日，美國參議院宣佈給健康和社會服務部增加撥款八十億美元，用於對抗禽流感，其中三十三億元用於購買禽流感疫苗，三十億元用於購買抗病毒藥物。

二〇〇五年十一月一日，布希總統宣佈「流感流行策略計畫」，要求國會撥款七十一億美元，其中二十八億元用於研製疫苗細胞培養技術，十五億元用於購買流感疫苗，十億元用於購買抗病毒藥物，六億元用於研製新型抗流感藥物和疫苗，二•五億用於在世界各地監視流感流行，一億元提供給各州作為控制流感資金，五千六百萬元用於在雞群和野鳥中檢測**H5N1**，其餘用於其他花銷。

美國政府的高姿態，引起德國、英國、法國、加拿大、紐西蘭、挪威等國的跟進，亞洲國家包括中國也積極行動，其他疾病全部為禽流感讓路，人類進入和 H5N1 的臨戰狀態。

但是，不和諧的聲音很快出現了。二〇〇六年四月，美國疾病控制與預防中心主任朱麗亞・葛貝丁在一次有各州和地方衛生官員參加的會議上指出，目前還沒有證據表明 H5N1 將會再一次大流行，並呼籲媒體如實報導。

二〇〇六年五月，聯合國負責禽流感事務的系統協調員大衛・納巴羅宣佈在泰國和越南控制禽流感成功，因為佔全球禽流感病人幾乎半數的越南已經長達一年沒有新發現病例，也沒有再爆發雞瘟；在禽流感中嚴重程度僅次於越南和印尼的泰國已經五個月沒有新發現病例、六個月沒有發現雞瘟。納巴羅將之歸功於小範圍殺雞、人群疫苗接種和對農民的教育。

二〇〇六年五月，對候鳥的檢測未發現 H5N1，有關機構認為前一陣認定的 H5N1 將由候鳥帶到北美的預測是無稽之談。

世界衛生組織也在同一時間宣佈，沒有發現病毒如年初那樣在不同國家之間擴散的情況，預計全球病例數將會下降。

此時，距離美國開始大規模對抗禽流感流行的行動不過半年，預計的款項大部分還沒有到位，更不要說進展了。其他國家除了檢測和殺雞外，並沒有什麼突出的貢獻和成果，可是這場預料中的大流行已開始消失了，美國甚至連一個病例都沒有出現。

這場禽流感大流行，可以說是一場還沒有開始就已經結束的瘟疫，又是一次科學界和媒體聯合起來製造的瘟疫。

這兩年間，禽流感之所以只殺死了兩百多人，是因為 H5N1 基本上不會在人與人之間傳播，因為相比於其他的流感病毒株存留在咽喉部和鼻部，很容易通過打噴嚏傳播，這株病毒所能感染的細胞位於肺部的深處，因此很難通過咳嗽、打噴嚏等日常行為傳播。基於這個理論和觀察的結果，流感界逐步認為 H5N1 不會造成大的災難。

隨後，到二〇〇六年五月，H5N1 又死灰復燃，但仍未造成太大的傷害。

五月四日，一位三十七歲的印尼婦女死亡，原因很可能是禽流感。這位婦女從四月底開始生病，之前在一個市場工作，那裡有的是雞。在有關部門採樣之前，這位婦女已經被焚化了，因此無法確認她的死因。

這位婦女發病兩個禮拜之內，六名在她生病期間照顧過她的家庭成員相繼生病，一週後，另外一名家庭成員也生病，這七個人都呈 H5N1 陽性，其中六人死亡。

在此之前，曾經出現三起類似的家庭成員之間的傳播。二〇〇四年九月，泰國一位十一歲女孩感染了照顧她的母親和姨媽，最後三人都死亡。印尼和越南也各自出現了同樣的病例。印尼同一家庭中的八名成員同時發病是最嚴重的一起案例，而且很明顯是人與人之間的傳播導致的。這起禽流感家庭內流行的案例還有一個令人關注的情況是：只有血親生病，配偶則無一發病，勉強的解釋是，必須有極其密切的接觸，才能出現人與人之間的 H5N1 傳播，這也證實了 H5N1 很難在人群之間傳播的理論。

印尼政府因禽流感控制不力而飽受指責，但該國政府確實有不得已的苦衷：限於經濟能力和國民的受教育程度，該國無法承受殺雞的後果，也沒有能力教育農民。該國農民對雞肉的依賴程度相當高，也不信任政府。但是即便這樣，從二〇〇三年底到二〇〇六年六月，印尼死於禽流感的不過四十一人，而該國當年人口達二・四五億，排世界第四位。

到二〇〇六年六月，全球感染 H5N1 病例總數為兩百三十例，越南最多，九十三例，印尼五十三例，泰國二十二例，中國十九例，埃及十四例，土耳其十二例，亞塞拜然八例，柬埔寨六例，伊拉克二例，吉布地一例，其中一百三十二人死亡。

美國在一九九三年到二〇〇三年期間，每年死於流感者平均為三萬六千一百七十一人。二〇〇五年為六萬三千零一人，二〇〇六年超過六萬五千人。二〇〇六年死於愛滋病者為一萬兩千一百一十三人，死於肝炎者為七千兩百五十人，連腦膜炎都殺死六百三十四人，與之相比，十年期間全球死於禽流感者還不到三百人，這個數字簡直可以忽略不計。如果不是全球性的密切監測，恐怕其中絕大部分都不會被發現。

一場轟轟烈烈的防疫活動，最後又演變成了反應過度的行為。唯一值得慶幸的是，這一次沒有慌慌張張地全民接種疫苗，因此沒有遺留下數不清的後果。

禽流感疫苗沒有火急火燎地全民接種，並非科學界接受了美國一九七六年的教訓，而是技術上的原因。

美國早在二〇〇五年十月就開始著手研究禽流感疫苗，因為陶本伯格等人的西班牙流感全基因測序完成，證明了西班牙流感雖然不是H5N1，但還是禽流感。二〇〇五年底，禽流感疫苗研製成功，人體實驗的結果是安全有效的，但研究人員表示，首先，沒有足夠的疫苗讓人群接種；其次，這株疫苗是二〇〇四年從一名越南患者身上採取的，不排除病毒已經或者將會變異的可能。

那麼，到底需要多久才能夠達到美國全民接種的標準，也就是生產出三億支疫苗呢？

政策失誤的後果

當時的聯邦健康和社會服務部部長馬克・萊維特表示，需要三年到五年時間。國會預算辦公室的預測是到二〇一一年才能生產出足夠的疫苗。

三年到五年？開什麼玩笑？早在一九七六年，美國的藥廠就有了只需要半年時間就能為美國每個人打一針疫苗的生產水準，為什麼將近三十年過去了，美國的疫苗研製生產系統居然退步得如此厲害？如果禽流感真如一九一八年那樣爆發性流行，還沒等足夠的疫苗生產出來，就已經有百萬美國人死於禽流感，全球恐怕一段時間內用不著考慮人口爆炸的危機了。

萊維特回答：正是因為有一九七六年那次全民豬流感疫苗接種的前車之鑒，才導致了美國流感疫苗業的現狀。

政策失誤的惡果有短期性的，也有長期性的。美國一九七六年豬流感疫苗全民接種的政策失誤，其短期性惡果就是三千九百一十七起總額達三十五億美元的要求政府賠償的官司，其長期性的惡果就是導致美國流感疫苗生產的應急反應能力急劇下降。

流感疫苗和其他病毒疫苗不同，各方面技術都很成熟，唯一的問題就是用哪一株病毒來做疫苗。但是，流感疫苗生產的關鍵是時間，因為流感病毒太容易變異了，正常的流感疫苗只能用一年，因為生產過程的原因，需要事先做出正確的預測。對於禽流感這種有可能突發的大流行，則更要搶時間，六個月的生產期已經是冒了很大的風險了。

一九七六年，美國已經具備了六個月內研製並生產出一種全新的流感疫苗的能力，為什麼時隔三十年，科學技術發生了翻天覆地的變化，偏偏流感疫苗生產系統出現了這麼嚴重的倒退？

因為讓一九七六年的事兒嚇怕了。

二十世紀七〇年代，全美有二十七家流感疫苗生產廠家。一九七六年之後，因為疫苗的利潤本來就很低，還要冒被告的風險，一家又一家的疫苗生產廠家退出了流感疫苗生產領域，到最後只剩下三家。這三個廠家要承擔每年八千萬份流感疫苗的生產任務，而且政府不保證能夠全部使用，多餘的由廠家包賠。

美國政府對這種情況心知肚明。二〇〇二年，時任聯邦健康和社會服務部部長的湯米・湯普森向國會申請一億美元，要在三年內改良美國的疫苗生產系統，主要用於借助分子生物學技術用細胞培養方法替代雞胚胎的研究。當年，國會沒批一分錢，第二年，國會只批了他所申請金額的半數，第三年，國會將一億美元如數批准，因為流感疫苗出現了短缺，引起了公眾的恐慌。

二〇〇四年流感疫苗短缺事件也體現了美國疫苗供應系統的不堪大用。食品和藥物管理局對疫苗的消毒要求很嚴，給藥廠造成了嚴重的負擔。為了降低成本，疫苗廠商之一的凱龍公司把流感疫苗生產廠設在英國。二〇〇四年，其生產的五千萬份疫苗中出現一種常見細菌污染，不得不全部扔掉，導致美國流感疫苗嚴重短缺，在民眾中引起極大的恐慌。

即使在這種情況下，美國國會對流感疫苗的研製和生產仍然不重視，而是著眼在所謂的生物恐怖威脅上。政府撥款五十六億美元建立「生物盾牌2號」，主要針對天花和炭疽，買了七千五百萬份炭疽病疫苗和八千萬份天花疫苗。這個計畫還指定特別款項為藥廠支付可能出現的訴訟費用。直到二〇〇五年十月，國會的注意力才集中到了流感疫苗上。

現在，為美國生產流感疫苗的有五家藥廠，二〇〇九年至二〇一〇年流感流行季節的生產量為一・二億份。

然而，花三年到五年才能生產出要解燃眉之急的禽流感疫苗，這個預期實在讓人不敢相信。到了這時，人們才發現，除了醫療系統沒有做好準備應對禽流感外，疫苗生產也不復當年的盛況。在布希的計畫中，專門列了二十七億美元用於新的疫苗技術和減少廠家的法律責任。

新的技術指的是用基因工程技術製備疫苗，這在研製許多其他病毒的疫苗時早就做到了，可是流感疫苗還是沿用五十年前的技術，未免太落後了吧？尤其是H5N1對雞胚胎的毒性太大，傳統的技術還需要改進。基因工程技術相對來說已經很成熟了，而且生產週期短，為什麼美國的疫苗廠家視而不見地依舊上百萬千萬地使用雞胚胎呢？

原因還是一九七六年事件的後遺症，廠家們被告怕了。不管怎麼說，雞胚胎接種用了五十年，有什麼副作用已經很清楚了。而基因工程技術和細胞培養方法雖然比較成熟，但疫苗的副作用往往需要幾十年的追蹤觀察，本來利潤就不高，何必再找麻煩。

於是，美國的流感疫苗生產便一直使用雞胚胎接種，這才有六個月到一年的生產週期。等到豬流感流行後，美國政府還得到歐洲訂購豬流感疫苗。

疫苗遙遙無期，那麼藥物呢？

達菲，對，達菲是抗禽流感的特效藥。

既然有特效藥了，幹嗎對禽流感還這麼草木皆兵？

很多明白人都知道，流感這東西，是吃藥一週，不吃藥七天，就是說吃不吃藥是一樣的。

這個說法原則上正確，但在細節上有待商榷：準確的說法是吃藥六天，不吃藥一週——如果吃對了藥的話。

市面上有四種抗流感的藥物，它們的共同特點是，都能夠減少流感的病程，不多不少整整一天，條件是必須在發病的前兩天吃藥。

這四種藥中最早上市的是金剛烷胺（Amantadine），這種藥趁著一九七六年豬流感的熱乎勁兒面世了，隨後是一九九三年上市的金剛乙胺（Rimantadine）。這兩種藥物通過阻斷M2離子通道，對甲型流感病毒繁殖有抑制作用。

目前變異快的流感病毒包括禽流感病毒都是甲型流感病毒，這兩種藥正好能派上用場。但是，使用久了就和在其他病毒細菌那裡見到的情況一樣，流感病毒會出現抗藥性。有一項研究發現，在百分之十二的病例中發現病毒具備抗藥性，禽流感病毒同樣會具備抗藥性。這種抗藥性是人群中廣泛使用藥物的結果，此外還有人為的因素。

西方國家禁止給雞使用金剛烷胺，就是為了避免出現抗藥性的禽流感病毒株，但是在中國，養雞業者普遍給雞使用金剛烷胺，以預防和控制雞瘟。這種人為培養的抗藥性病毒後患無窮，禽流感屢次從中國起源，很可能與此有關。

流感病毒對金剛烷胺類藥物抗藥性的存在，迫使醫藥界從另外一個角度尋找新的藥物。一九九九年，另外兩種新藥上市，均能同時對抗甲型和乙型流感病毒。其一是樂感清（Relenza），其二是達菲（Tamiflu），這兩種藥是神經氨基酸酶蛋白的抑制劑，能夠阻止病毒擴散。

是藥三分毒，如果服用過這些抗流感藥物的話，就會有深刻的體會。很多抗病毒藥物都有一定的副作用，抗流感病毒藥物副作用的嚴重程度大概只有抗愛滋病毒的藥物能比了。可是愛滋病被認為是絕症，服用抗愛滋藥物的都抱著死馬當成活馬醫的態度，而流感幾乎年年得，也就是一個禮拜的事，為了少流一天鼻涕少發一天燒而遭罪，有些不合常理。

說到這裡，抗流感藥物究竟有什麼副作用？

金剛烷胺和金剛乙胺能夠導致神經質、焦慮、失眠、精神不集中和輕度頭痛，前者導致這些不良反應的比例為百分之十三，後者為百分之六。

這幾種藥中，只有研製達菲時進行了預防流感的研究，實驗發現達菲在小鼠中有中等程度的效果，對人也有點作用，於是成了金丹良藥，被廣泛地當成應付禽流感大流行的保命仙丹。

從一九九七年香港最先出現H5N1病例，中間經過二〇〇三年到二〇〇五年的小流行，預料中的大流行一直沒有出現。世界衛生組織和各國的有關組織依然像上了弦一樣，哪裡出現一例兩例H5N1禽流感，馬上把警報喊得震天響，三分鐘熱度過後便又恢復原有的寧靜。十幾年了，「狼來了」喊了無數次，大流感到底是不是真的會來？

迫在眉睫的大流行

二〇〇九年春天，豬流感爆發。

從一九七六年開始，三十三年過去了，一九七六年疫苗計畫的參與者中只有幾位尚在人世。

二〇〇九年三月十五日，墨西哥東部維拉克斯州拉格洛里鎮，有人開始生病，很快全鎮百分之六十的人都出現了流感樣症狀。

拉格洛里鎮坐落在墨西哥灣附近的一個山谷之中，這是一個沒有什麼活力的地方，人口在兩千到三千之間，很多人偷渡到美國去了，剩下的人中有一半平時在墨西哥城打工，週末回來。

流感在週末時於拉格洛里鎮流行，週一被外出打工的人們帶到墨西哥城，週二便引起了有關部門的警覺，因為城裡的流感病例突然增多了。

但是，春天本來就是流感流行的季節，每年春天，各地多多少少總會出現流感，比較嚴重的時候會有一兩成人同時生病，人滿為患的墨西哥城對此並沒有太過於重視。將近半個月後，三月三十日，美國的一家生物監測公司開始調查墨西哥城最近出現的反常的呼吸道疾病。

就在同一天，美國加州採集了一位九歲的患呼吸道疾病女孩咽喉部的樣本，第二天，又採集了加州一位十歲男孩咽喉部的樣本。兩份樣本被送到疾病控制與預防中心。

十二天後，疾病控制與預防中心宣佈，男孩是被一種新的流感病毒感染了。這個流感病毒是甲型的H1N1亞型，是豬流感病毒。

很快，那個女孩也被證實感染了豬流感病毒。

四月十二日，事後證明，墨西哥出現全球第一例豬流感死亡病例。

拉格洛里鎮一位叫愛德格・赫爾南德茲的五歲男孩是最早得病的人之一，從他咽喉採集的樣本證實他感染了豬流感。這個男孩被認定為第一例H1N1豬流感病人。拉格洛里鎮百分之六十的人成為豬流感患者，但只有三位嬰兒死亡。

四月中旬，墨西哥政府開始承認出現新的流感病毒傳播時，豬流感已經在墨西哥蔓延開了。北美的美國和加拿大豬流感病例也逐日增多。四月二十五日，美國德克薩斯州聖安東尼奧城外的一個校區因為豬流感而整體關閉，這是這次豬流感流行中所採取的第一個防疫行動。

兩天後，四月二十七日，加拿大、西班牙、英國各自宣佈發現豬流感病例。墨西哥承認有七人死於豬流感，歐盟建議民眾避免去墨西哥和美國旅行，世界衛生組織將豬流感的流行警報從三級升高為四級。

四月二十八日，以色列和紐西蘭都出現了豬流感。

四月二十九日，世界衛生組織將豬流感流行警報提升到五級，德國和奧地利出現豬流感，全球正式報告的豬流感病例數為一百四十八例。

此時，墨西哥城已經陷入瘟疫的恐慌之中，社會生活受到嚴重的影響。

五月一日，香港對三百名曾經和一位豬流感病人接觸過的人實施了為期一週的隔離，這是這次流行的第一起隔離行動。墨西哥開始了為期五天的社會關閉期，以期控制豬流感的流行。次日，全球共有十五個國家報告了六百一十五例豬流感：墨西哥佔三百九十七例，死亡一百零一人，很明顯，實際病例數遠不止於此。美國一共有一百八十九例，十八個州四百三十多所學校因為豬流感而暫時關閉。

五月二日，墨西哥飛往上海的航班被終止。五月十日，中國確定第一例豬流感，這時已經有二十九個國家報告了四千三百七十九例豬流感病例。

六月一日，世界衛生組織宣佈全球六十二個國家報告了一萬七千四百一十例豬流感，死亡一百一十五人。中國早已採取全球最嚴格的隔離政策，主要針對北美來華人員，一旦發現可疑病例，本人及密切接觸者一律隔離。歸國探親人員也要求自覺在家隔離七天，每天測兩次體溫。亞洲其他國家也風聲鶴唳，許多國家採取和中國一樣的隔離政策。菲律賓立法，外國人和菲律賓人之間的距離不能在兩米之內，否則予以逮捕。日本有關方面則預測這一次豬流感將殺死五十萬日本人。

六月十日，世界衛生組織宣佈七十四個國家共報告兩萬七千七百三十七例豬流感，死亡一百四十一人。其中中國的病人數字就要突破兩百例大關。

六月十一日，世界衛生組織將流感流行警報升高到六級。這是流行警報的最高級別，表明一場全球性流感大流行迫在眉睫。

西班牙流感結束後九十年，上一次流感大流行後四十年，一九七六年豬流感虛驚後三十三年，世界又來了一次全球性流感大流行。

豬流感，怎麼會是豬流感？

過去十二年來，人們腦海中只有禽流感，政府和專家一次又一次提醒我們，禽流感可能會改變現有的歷史。

突然，二〇〇九年春天，政府和專家改口了，豬流感就要大流行了。

十幾年來對禽流感的重視到了極端的程度，使得人們漸漸忘了為什麼要提防禽流感，忘了禽流感之前的事情。

但是，專家們沒有忘，他們沒有忘記蕭普留下的遺產，沒有忘記和西班牙流感的百年約會。

二〇〇九年春天，蕭普的預言又一次籠罩著天空。

類似的情況在三十三年前出現過。一九七六年正是因為豬流感而草木皆兵，最後證明是一場虛驚，這一次會不會又重蹈覆轍呢？

不會，因為一九七六年春天只有散見的幾個病例，範圍未出紐澤西軍營，而二〇〇九年春天，五大洲已經遍地豬流感了。

更為重要的是，和一九七六年不同，今天科學界已經完全瞭解了西班牙流感病毒的本來面目，雖然西班牙流感病毒屬於禽流感，但和豬流感病毒也有關係，而且更為重要的是，西班牙流感病毒不是過去十二年被渲染得甚囂塵上的 H5N1 亞型，而是 H1N1 亞型。

二〇〇九年正在流行的豬流感正是 H1N1 亞型！

先鬧禽流感，然後突然出現能夠感染人而且能夠在人群中傳播的豬流感，當時又是春季，而且病毒也是首先出現在北美，然後蔓延全球。雖然死亡率很低，但死的大多是年輕人。以美國為例，豬流感患者的平均年齡為十二歲，需要住院的豬流感病人的平均年齡為二十歲，因豬流感而死的患者平均年齡為三十七歲。

這些和一九一八年的情形何其相似。

一九一八年的春天，流感很多，但致命性很弱，可是到了秋天，流感病毒經過在人群中的一番傳播，毒性發生了變化，引起了災難性的瘟疫性流行。這段歷史告訴我們，二〇〇九年秋天，很有可能迎來了一九一八年流感的又一次爆發。

沒有猴屁股

二〇〇九年春天，世界衛生組織將流感的流行警報級別一升再升，直到無法再升，也就是說，從世界衛生組織的角度，一場流感大流行是不可避免的了。正是在這種相當肯定的預測之下，各國政府以前所未有的姿態，採取各種各樣的努力，試圖制止或者減弱豬流感在本國的傳播，尤其以中國政府最為積極，採取了相當嚴格的全面隔離手段。但是，作為豬流感病例數最多、已報告病例人數佔全球豬流感總病例數三分之一的美國，在這場全球抗擊豬流感大流行的行動中，卻採取了非常保守的做法。

豬流感先在墨西哥爆發，但很快美國和加拿大成了重災區。對於其他國家來說，來自美國和加拿大的遊客很多，而來自墨西哥的很少，因此美國人和加拿大人成了全球的重點防範對象。中國有關部門防範的對象，就是來自這兩個國家的遊客，尤其是來自美國的，一時間彷彿每個從美國回來的人都是傳染源。

這樣做也有一定的道理。到了五月底，全美國的五十個州均已出現豬流感，從六月中旬開始，美國病例總數超過墨西哥，而且直線上升。到六月底，美國豬流感病例為兩萬七千三百二十一例，全球為七萬八千七百二十九例，美國豬流感死亡病例為一百五十五例，全球為三百八十五例，遠超其他國家，居第二、三位的墨西哥和加拿大的病例數分別為九千零二十八和八千三百一十四，死亡人數為一百一十七和三十，加起來也沒有美國多。

如果這樣還不算嚴重的話，六月二十五日，美國疾病控制與預防中心公佈了最新的預測：絕大多數豬流感病例並沒有被診斷出來，每一個確診的豬流感患者背後至少有五十個沒有被發現的病例，也就是說，到那時為止，全美國得了豬流感的起碼有一百萬人以上！

一百萬人了，還能穩坐釣魚臺？

中國這麼嚴查，才發現不到一千例，而且早就全國動員了。

美國有關部門這次是怎麼回事？

每次給國內打電話或者在網上遇見國內的親友，都難免被問到美國的情況，那口氣好像美國已經是人間地獄了。

當美國疾病控制與預防中心公佈豬流感患者總數上千的時候，一位在哈佛大學任副教授的同學是這樣回答國內同學的提問的：起碼還有四倍以上的豬流感患者，包括她本人在內。

豬流感這種事還有對號入座的？醫學專家居然這麼毫不在乎？

因為知識就是力量，她知道用不著在乎。

前面講的一百萬人的數字是疾病控制與預防中心專家根據統計模型而得出的結果，這個結果被提交給疫苗顧問委員會。對，就是前文說的在一九七六年全民疫苗接種行動中起了重要作用的那個疫苗接種委員會。這個委員會一直存在，一旦需要就要開會，現在又到了需要的時候。也就是說，美國有關部門又要為控制豬流感做點什麼了。

做點什麼呢？做過什麼呢？

沒有在豬流感流行早期嚴格控制美墨邊境，每一個入境的墨西哥人都查體溫；沒有花錢包下旅館飯店，把發燒的墨西哥人及其密切接觸者都隔離起來；沒有每天動員各州縣衛生人員跟蹤每一個剛到美國的墨西哥人，讓他們自覺隔離，每天測兩次體溫；沒有在確定豬流感後上天入地，把和患者坐一輛長途車、一起打工的，甚至一起偷渡的人統統找到後隔離起來，因此才會造成美國豬流感的流行，因為豬流感住院的就超過三千人。

美國在這次豬流感春季流行中，所做的也就是關了一些學校，到了春夏之交，連統計數字都不再堅持了，只是做些監測，怎麼會遲鈍到這種程度？

原來，在判斷全美將會有一百萬豬流感患者之後，疾病控制與預防中心的專家還有另外一個數字：正常情況下，流感流行季節，全美會有一千五百萬到六千萬人得流感，也就是說，當年得豬流感的人只佔全年流感總人數的百分之一•七到百分之六•七。

當年春天的普通流感依舊流行，患者是豬流感患者的十五到六十倍，而且死的人更多。

美國平均每天有一百到一百五十人死於流感，而到那時為止死於豬流感的一共不到兩百人，僅從防疫的角度，不到兩百人和多於五萬人之間，孰重孰輕根本用不著考慮。

如果美國全力對付豬流感，很可能像其他國家一樣，因此造成社會恐慌、造成醫療系統和衛生防疫系統放棄應盡的職能去應付豬流感，從而造成比豬流感多得多的死亡率。中國恰恰是這種情況，醫療系統全力對付豬流感，結果使不知道有多少本來能夠生存下來的患其他疾病的病人死去了。

全球性豬流感恐慌並不在於有多少病例、死了多少人，而是因為這是一株新的流感病毒，其亞型、感染方式等和一九一八年西班牙流感接近，說到底，還是因為西班牙流感有可能捲土重來的噩夢。如果春天不加以控制，這株H1N1流感病毒在人群中廣泛傳播，很可能和其他流感病毒發生整合，從而形成新的毒性非常大的流感病毒。九十一年前，一九一八年秋天西班牙流感的第二波的形成就是因為這個原因。因此從世界衛生組織到許多國家政府和有關部門，都是從這個角度出發，積極地控制豬流感。

美國的專家也大多持這種態度，但他們還是建議以監測為主，理由是這次豬流感和一九一八年西班牙流感，以及其餘幾次大流感有一個根本的區別：傳播很難。

相對於正常流感而言，豬流感的症狀比較嚴重，可是前提是得豬流感。無論是在動物模型上的試驗還是對人群的觀察，都表明豬流感比正常流感傳播慢，前面講過的數字就說明了這一點，對密切接觸者隔離的結果也說明了這一點。

如果真的很容易感染，那麼被隔離的密切接觸者中起碼應該有一定比例的發病率，但結果是幾乎沒有人發病，這也是為什麼除了中國等極少數國家外，其他國家都不採取嚴格隔離接觸者的政策，至多把病人隔離而已。

豬流感和普通流感比，不僅傳播慢，而且病死率也不高，這便是美國政府為什麼能很沉著地看著豬流感從春到夏，而不加處置的原因。

無論怎麼沉著，還是要做一個決定：要不要全民接種疫苗？

疫苗不是萬能的

吃一塹長一智，美國政府在這次豬流感流行中，很好地吸取了一九七六年的教訓，在疫苗接種問題上做到了內緊外鬆。

一九七六年春天，在沒有確鑿證據的情況下，僅憑推測，美國就倉促宣佈全民疫苗接種計畫，結果豬流感沒有流行，疫苗接種出了一堆副作用。這個慘痛的教訓被美國政府和有關部門牢牢地記住了。

但是，二〇〇九年春天和一九七六年春天不同。一九七六年春天美國豬流感病例並不多，而且還集中在一個軍營裡。二〇〇九年全美到處都是豬流感，如果宣佈全民疫苗接種的話，應該不會遭到多數民眾的反對。但為什麼有關豬流感疫苗接種之事，還停留在紙上談兵的階段？

因為疫苗不是萬能的。

首先，疫苗不是一夜之間變出來的。媒體上經常有豬流感疫苗研製成功的報導，但是，疫苗從研製成功到能夠大量生產，是有一個過程的，這個過程最快也要半年。流感疫苗的研製並不困難，困難在於怎樣能夠生產出足夠的劑量來。

加班加點不成嗎？

如果還是用雞胚胎培養法的話，一個雞胚胎一個雞胚胎地接種和收穫，很耗時耗力。此外，美國和其他國家現有的疫苗生產廠家無法全部轉產豬流感疫苗，因為還要生產對抗人流感的疫苗。不能因為出了豬流感，人流感就不需要預防了。一旦全民接種豬流感疫苗的話，也許每個人都要接種兩種疫苗：人流感疫苗和豬流感疫苗。美國現有的生產能力為一・二億份，全民接種豬流感疫苗的話，需要六億份。即便不去顧及人流感，也得把現有的生產能力提高五倍才成。

這幾年，醫藥界一直在尋找新的疫苗生產方法，希望能借助分子生物學技術，用細胞培養法生產流感疫苗，從而突破養雞胚胎這個瓶頸。美國近年來也大筆投資關於流感疫苗的新技術課題。如果用細胞替代雞胚胎，產量會大大提高。二〇〇九年六月底，美國一家小公司宣佈，用細胞培養技術研製豬流感疫苗成功，能夠達到每週生產十萬人份的水準。當然靠著一家公司生產，起碼要一百年才能生產出供全美接種的豬流感疫苗。但如果多找幾家企業，特別是生產能力強的大藥廠，是能夠在秋季流感季節來臨之際生產出足夠的疫苗的。

那就大幹起來吧！但也不成，因為廠家說即使一切順利，仍需要進入臨床試驗。

急病遇上慢郎中，豬流感大流行迫在眉睫，還試驗什麼？

因為是新病毒的疫苗，美國食品和藥物管理局要嚴格把關。而新疫苗的臨床試驗一做起來長年累月，雖然食品和藥物管理局對於緊急的事件有特例，可以加快速度，但就連廠家都對臨床試驗的信心不足。

是對效果沒有信心嗎？

不是。按臨危受命、於四月二十九日通過參議院表決、出任美國衛生與公共服務部部長的前堪薩斯州州長卡瑟琳・西貝利厄斯的話說，怕就怕全民接種疫苗後，死於疫苗接種的人比死於豬流感的人還多。

歐巴馬上台後，內閣人選一波多折，衛生與公共服務部部長就是其一，首選的原參議院領袖湯姆・達特勒被爆偷稅，輪到一度是副總統候選人之一的西貝利厄斯，又因為她支持墮胎而遭到共和黨的反對，如果不是豬流感鬧騰，這個位子還得空一段時間。

西貝利厄斯娘家和夫家均為政治家族，是典型的美國政壇太子黨。但是在豬流感流行之時，她比當年的馬紹斯部長敢於擔當，更明白科學對社會的影響，明白不能因為回避個人的政治風險而造成全社會不必要的動盪。美國寒門與豪門出身的政治家的差別在相隔三十三年的同樣的事情上得到充分的體現。

疫苗的副作用還在其次，管不管用才是最主要的。流感疫苗和肝炎疫苗不同，注射不能一勞永逸，而是一種沒有辦法的辦法，屬於修籬笆的行為。

修好了籬笆，過了一段時間，讓野獸拱爛了，還得再修補。因為流感病毒經常變異，因此疫苗得年年打。人少了好辦，到了流感季節，看看今年流行哪一株，火速做出疫苗，接種就是了。但要給大規模人群接種，因為要保證數量，就得提前做好準備，可是流感季節沒有到，誰知道要流行哪一株？

靠預測。

對流感病毒的預測並不是憑空猜的，而是根據全球八十三個國家對流感病毒的監測結果，預先對下一年度流行株進行預測，然後按照這個預測從中選擇出最嚴重的三種毒株，生產出疫苗。如果預測準確的話，這個疫苗就可以預防這一年度流行的流感。

這樣的做法準確率高嗎？

還不錯，十九年間只失準了三次。

如果失準了會出現什麼後果呢？

二〇〇八年可以作為一個例子。

二〇〇七年至二〇〇八年的流感季節，美國的流感分外嚴重。並不是因為出現了豬流感等意外情況，而是因為疫苗預測失準，和以往流感疫苗可以提供百分之八十五到百分之九十五的防護相比，這一年的流感疫苗只能提供百分之四十的防護。

世界衛生組織對於全球的流感流行預測是分南北半球進行的，通常南半球和北半球的流行株有所不同。這一年用於北半球的流感疫苗的毒株是二〇〇六年流行於所羅門群島的A型H1N1、二〇〇五年流行於美國威斯康辛州的A型H3N2和二〇〇四年流行於馬來西亞的B型株。這是世界衛生組織於二〇〇七年二月宣佈的預測結果。到了二〇〇八年二月，美國疾病控制與預防中心發現，在美國流行的A型H1N1和預測基本吻合，而A型H3N2株預測失準，不是威斯康辛株，而是二〇〇七年流行於澳大利亞布里斯班的毒株，B型株則為二〇〇六年流行於美國佛羅里達的病毒。

三個預測只對了一個，能有百分之四十的防護率已經不錯了。結果沒接種疫苗的人得流感，接種疫苗的一大半人也得流感，雖然不是嚴重的流感年，可是好像到處是流感患者。

為什麼會發生這種情況？

人算不如天算。二〇〇七年九月，世界衛生組織公佈的對南半球流感病毒的預測結果包括了北半球流行的這兩株，可是沒有更改對北半球的預測結果，認為流感病毒不會蔓延到北半球。完全沒想到這兩株病毒能夠從南半球傳到北半球，並成為流行的主角。

即便到二〇〇七年九月，世界衛生組織更改預測，美國也只能將錯就錯。因為已經到了要打疫苗的時候，上億份的疫苗已經準備好了，無論如何也來不及重新生產了。

中國和美國都處於北半球，各種呼吸道傳染病的流行規律也基本相同。春天開始出現，夏天消失，秋天可能復發。原因是夏天天氣熱，病菌很難在離開人體的狀況下長期存活，因此也無法廣泛傳播。另外就是因為放暑假。中小學是流感傳播最主要的地方，因為其中都是易感的孩子，而且人員很集中。孩子把流感病毒從家中帶到學校，病毒會很快傳播。一放暑假，流感就失去了最主要的傳播途徑。九月一開學，流感又有了傳播的溫床，因此流感疫苗要從這時開始接種。

二〇〇八年預測失準，二〇〇九年會保證百分之百無誤嗎？尤其是按最可怕的預測，豬流感病毒經過春天這一輪傳播，到了秋天會出現變異，那麼按春天的流行株做出的疫苗效果能有多強？二〇〇八年預測失準，結果只是多了許多流感病例。但如果真的出現了一九一八年那樣的大流行，這種失準就可能導致災難性的後果。

還有一種說法，一旦出現大流行，儘管疫苗不能起到預防作用，但還是會對免疫力有所幫助，會使病人症狀減輕很多，也不會因此喪命，但是這種說法未經證實。

隔離不是那個隔離

美國一九七六年敢於做出全民疫苗接種的決定，是因為美國是全球疫苗普及接種的始作俑者，國民對於疫苗接種的認同感很高。就流感疫苗來說，美國是世界上接種率最高的，全民接種率為百分之二十七，老齡人口接種率超過百分之六十四。歐盟的全民接種率為百分之二十三，老齡人口接種率為百分之四十五。中國的全民接種率不到百分之一•五。老齡人口接種率不到百分之〇•三，無論從疫苗的生產能力，還是從疫苗的分發能力、接種能力、監督能力上，都不具備在流感季節全民接種疫苗的能力，即便現在有幾億份疫苗擺在那裡，也無法妥善地分發下去，在接種過程中也會出現無數的問題。如果在中國進行全民接種，不管豬流感會不會大流行，有一點是可能的：因為流感而死的人肯定會大大地多於往年，而且多數會死於疫苗接種引發的問題。

對於中國的現狀來講，疫苗好是好，可是用不上、用不成。

那就用其他辦法吧。

中國的辦法也算是前事不忘後事之師，吸取了幾年前SARS的經驗教訓。

SARS的教訓在於主管部門疏忽、不夠重視，也在於控制的出發點有誤。不管是病毒也好、衣原體也罷，呼吸道疾病是通過空氣傳播的，因為呼吸道疾病比其他需要密切接觸才能傳播的傳染病要厲害得多，控制疾病首先要盡可能切斷傳播途徑，但SARS流行初期的時候則因為不正確的病原診斷而從治療著手，而非切斷傳播途徑，這本身就是策略性的錯誤。隨後，SARS在北京蔓延，才開始採取大規模的嚴格隔離的辦法，從而將其徹底控制。

豬流感來了，中國重新舉起隔離的大旗，二〇〇九年的春天，成了隔離的春天。

隔離的辦法是對於來自疫區的人一律測體溫，高於正常體溫者免費隔離七天。為了消除隱患，和此人密切接觸的人也要一起隔離。只要七天之內沒有症狀，就解除隔離。一開始是亡羊補牢，發現豬流感患者後再去找在火車上、飛機上、家裡等等和他接觸過的人，但這樣動靜太大，也有很多漏網之魚。後來改成在機場測體溫，不正常的也不全飛機隔離，只隔離前後幾排的乘客，這樣既有效又人道多了。

隔離的措施在民眾中獲得好評，民間甚至掀起了抵制外國人和從海外回國的人的風潮。有人對海外留學和定居人員大喊，愛國就不要回國。還有人公然反對親人回國探親。媒體上大肆報導某某得了豬流感還到處亂跑，分明是故意傳播。

且先不談隔離的效果，首先隔離的對象寧可錯選，也不能放過一個。呼吸道傳染病的症狀都差不多，幾年前很多患普通感冒的人被當作SARS患者隔離了，二〇〇九年又有很多普通流感患者被當成豬流感患者隔離了，因為隔離的指標只有一個：體溫。

體溫高不一定都是豬流感，得流感的也不一定是得豬流感，要送樣本到實驗室去鑒定。中國疾病預防控制中心檢查了兩千多個可疑病例，其中只有一百三十多個豬流感患者，其餘的大多是患人流感，加上少數的普通感冒。所謂可疑病例，就是肯定有體溫不正常或者咳嗽等指標和症狀，其中只有不到百分之十的被確認為豬流感。

春季本來就容易得呼吸道傳染病，美國流感疫苗接種的人口比例冠於全球，每年還有百分之二十的人口得流感。中國肯定高於這個比例，即便是百分之二十的人也將近三億了，怎麼可能都排查？從國外來到中國的人由於接觸異地病毒流行株本來就容易傷風感冒，有的人年年回國次次發燒，他怎麼就能夠相信自己這次得的是豬流感？何況絕大部分豬流感病人的症狀並不嚴重，有的甚至比人流感的症狀還輕。

SARS 時期的隔離還是相對局限的，而豬流感的隔離則是大網式的。SARS 流行時的隔離起到了效果，起碼很快將病人和可疑人員都隔離起來了，豬流感時期則很難做到這一點，並不僅僅因為病毒存在潛伏期，更主要的是因為流感和 SARS 的傳播程度不同。豬流感雖然在傳播能力上大大遜於人流感，但還是要比 SARS 強多了。早在一九一八年，很多地區就採取了隔離的手段，但幾乎全部失敗，只有一個地方成功了，那是在太平洋上美國託管的一個小島，採取的辦法是與世隔絕，徹底切斷和外界的一切聯繫。中國是一個陸地大國，在閉關鎖國的年代都無法切斷和外界的聯繫，更不要說在全球化時代的今天。全球化的浪潮本身就是傳染病發生的動力，置身在這個大潮之中，是不容許你獨善其身的。

那麼，SARS 為什麼隔離成功？

我的回答是，SARS 並不是靠隔離消滅的。

對於無法控制和治療的高傳染性疾病，隔離是唯一的辦法。很早以前，人們就開始使用隔離手段控制傳染病了。一種是健康人自我隔離，遠離人群去隱居，城裡鬧傳染病，趕緊跑到鄉下去。一鬧瘟疫滿城空，對整個社會甚至國家的影響太大了。於是轉而開始採取隔離病人的辦法，將病人隔離在一定區域。從多數人遠離疾病，到隔離病人，在策略上是一大進步，但是同樣面臨著鑒定病人的問題。例如十九世紀末美國舊金山流行傳染病時，認為病毒是中國移民帶來的，把所有的中國人都隔離了，結果最後發現病毒是船隻帶來的。

但是，隔離不是對付傳染病的唯一法寶。對於流感這種得病人數眾多，大多數人症狀很輕而且傳播能力太強的傳染病，採取隔離的辦法效果並不好。豬流感出現了，很難快速區別病人得的是豬流感還是人流感，隔離只能導致病毒擴大化。如果流行的毒株真的是西班牙流感那種病毒的話，隔離區就成了最主要的傳染源，而且根本就隔離不住，參與隔離的人員也會成為傳染源，最後全社會一半以上的人都生病，也用不著隔離了。

SARS 塵埃落定後，國際上分析了每一例 SARS 病例，發現其病毒和禽流感病毒一樣，會感染肺深部細胞，也就是說，其病毒不容易通過打噴嚏傳播。有理由相信，SARS 隔離區裡相當比例的病人是被隔離後感染上的。SARS 的消失，很可能並非隔離的功勞，而更可能是疾病自身的發展過程該結束了，或者是因為天熱使病毒消失。二〇〇四年，國際上一直在喊 SARS 會捲土重來，但除了三例實驗室洩漏外，全球沒有見到 SARS，科學家們的預測又一次失準。

傳染病防疫可以說是世界上最費力不討好的事，其成功的標誌是沒有傳染病，可是這又是無法事先設計的，往往是病情最終被控制，成績才獲承認，而因為防疫及時，使得瘟疫根本就沒有發生，那成績就不被肯定。因為現代醫學的進步和防疫體系的健全，很多類似SARS的瘟疫都被這樣消滅在萌芽之時，但公眾看不到這一點，他們認為沒有瘟疫是天經地義的事，而沒有意識到我們還處在瘟疫年代。

離開疫苗萬萬不能嗎？

由於費力不討好，因此防疫專家們在能夠討好的時候毫不客氣，不管什麼原因，只要瘟疫消失了，他們就宣佈是防疫措施的功勞，控制不住，就宣稱措施做得還不夠，在瘟疫面前，穩健的主張永遠敵不過激進的主張。

科學家應該是最嚴謹的，但這種嚴謹指的是在科學研究行為之中，要有對照、採取雙盲法、能夠重複、每一個結論都要有足夠的證據支持。

但是，從另外一個角度來說，科學研究本身就是發現，不能放過任何一種可能。對於瘟疫流行的問題，科學家的答案肯定是「有可能會流行」。科學的可能要用試驗或觀察去確認，比如一九七六年豬流感流行的可能被證實是錯的，但並不表明當初認為有可能是錯的。二〇〇三年之後禽流感流行的可能迄今為止也被證明是錯的，同樣也不能認為當初不應該說有禽流感大流行的可能。對於科學研究來說，被證明是錯的機會永遠多於被證明是對的，但對於衛生防疫大政策來說，每一次失誤都會產生巨大的負面影響。

二○○九年夏天，豬流感似乎在全球漸漸遠去，美國開始為就要來臨的秋天憂心忡忡起來。

秋天是收穫的季節，但秋天也是流感復發的季節，從流感預防和控制的角度來看，秋天接下來就是冬天和第二年春天。美國的流感疫苗接種通常從十月份開始，人們陸續在醫院、診所、超市藥房前的臨時接種站等地方接種這一季的流感疫苗。很多美國人年年接種疫苗，但更多的美國人不接種疫苗，甚至有很多的接種疫苗反對者。從以往的經驗上看，除了老年人和幼兒外，不接種疫苗的也不會有什麼嚴重的後果，至多得一次流感，而接種疫苗後也不能萬無一失，反而有可能得流感。於是接種的逕自年年接種，不接種的照舊我行我素，官方則以呼籲為主。

官方的呼籲有一個很嚴肅的理由：接種疫苗的話，在大流感來臨之時，能夠救命。如果疫苗預測得準，接種者就不會受大流感影響，即便預測不準，接種過疫苗的人的症狀也會比沒有接種疫苗的人輕。對於健康的正常人來說，恐怕這才是年年接種流感疫苗的最主要的理由，因為流感大流行中容易感染的往往就是這一族群。

頭疼腦熱每個人每年總會有幾次，但一般是普通感冒，不是流感。普通感冒是由鼻病毒引起的，得普通感冒也許能增強免疫能力，但得流感則不然。流感的症狀很嚴重，基本上患者不得不臥床休息，時間從三天到一週不止。流感對人的健康情況有極大的不良影響，因此要盡可能地避免得流感。除了平日裡個人的衛生防護之外，接種疫苗是一個可行的辦法。

然而，二〇〇九年夏天，衛生防疫系統面臨的問題是如何對付豬流感。這是一株新的病毒，帶有很強的動物病毒的色彩，科學界對它的自然流行史還很不清楚，倉促上馬的豬流感疫苗的效果和副作用等都不是很明確，大規模人群接種的後果很難預料。

有了一九七六年的教訓，美國政府從一開始並沒有大力研製豬流感疫苗，而是採取從歐洲訂購疫苗的策略，這樣，萬一出現嚴重的副作用，就不會和一九七六年一樣惹上官司。但是隨著豬流感病毒的繼續擴散，美國有關部門終於坐不住了，也開始抓緊研製豬流感疫苗，有關豬流感疫苗的大規模接種計畫和設想也相繼浮出水面。

到了夏天，全民接種的消息漸次露出水面，迷信疫苗的專家們不遺餘力地鼓吹著，希望秋天大部分美國人能夠打三針，一針是常規流感疫苗，兩針是豬流感疫苗。因為豬流感疫苗的免疫效果不強，要重複免疫。

全民接種計畫並沒有激起太大的波瀾，其後又出現了九月份開學後全體中小學生接種的計畫，同樣停留在紙上談兵的階段。一度被認為是抵禦大流感最有力武器的疫苗，到了最應該派上用場的時刻，突然變成了問題少女。

養兵千日，不能用於一時，一旦真的出現如一九一八年西班牙流感大流行時致命的第二波和第三波，難道我們所能做的，和一九一八年一樣，依舊是忍受嗎？

如果疫苗只能停留在看上去很美的境界的話，還有沒有其他辦法？

隔離？

效果先不說，二〇〇九年春天中國的大隔離所面臨的最大問題並非隔離能否見效的問題，而是無法長期堅持下去的問題。幾個星期還可以，超過兩個月，整個國家衛生防疫系統便會不堪重負。

藥物？

達菲等藥物起到的是救命稻草的作用，全世界的人一時間都在儲存達菲，讓羅氏藥廠在全球經濟危機中著實發了一筆豬流感財，而且在今後幾十年中還會繼續發下去。但它唯一的功勞似乎就是以最快速度讓豬流感病毒產生了抗藥性。

美國國家衛生研究院過敏和傳染病研究所所長安東尼・福奇和重新回到美國國家衛生研究院任職的陶本伯格等人在最近發表的一篇論文的結尾這樣寫道：雖然我們不得不準備應付一場由一個全新的病毒引起的嚴重的流感大流行，我們依然需要繼續深入探索我們所生活的瘟疫時代的原動力。

此可謂至理名言。

未來並不是人類所能決定的。

宿命

二○○九年春，豬流感病毒橫空出世。和一九一八年不同，科學界已經具備了對於新的病毒追根究柢的能力，但是這一次，除了確定豬流感病毒最先出現在拉格洛里鎮外，還是沒有找到真正的源頭。

拉格洛里鎮的居民們是不可能自己孕育出這種人獸雜交的病毒的，一定有其他的來源。既然是豬流感病毒，人們首先自然地想到了豬。拉格洛里鎮附近有養豬場，於是最初的推測是豬流感病毒來自豬，超越了豬和人的界限，而且能夠在人群中相互傳播，符合了對禽流感的預測和推論。

但是，不僅拉格洛里鎮豬場的豬群沒有豬流感流行，整個墨西哥的豬群都不存在這株能夠在人群中傳播的豬流感病毒。世界衛生組織在全球的豬群中找了一個遍，根本就沒有這株豬流感病毒的痕跡。直到六月下旬，才在阿根廷的一頭豬身上發現了這株病毒，而且可以肯定是從人那裡得來的。

豬流感不是來自豬的流感，又是從哪裡來的呢？

科學家沒有找出答案。也許人類永遠也不知道這株震撼全球的病毒來自何方。

從一九九七年的禽流感熱開始，對未來大流感的警惕集中在動物身上，科學界普遍認為某一天某種動物流感病毒會出現變異或者變種，能夠在人群中傳播。由於人類的免疫系統對這個變種病毒非常陌生，來不及做出反應，於是悲劇就會發生。

豬流感的出現，讓不少人相信這一天已經到來。千日防賊，防到最後就成了期盼，當賊終於來了，科學家們有一種如釋重負的感覺。

但是，對全球養豬業的調查結果並不支持這一觀點，這次豬流感並不是豬飼養得越來越工業化造成的。

對於這一切，有沒有合理的解釋？

前面提到的陶本伯格等人的最新論文從另外一個角度給出了解釋：當今人群中所有的流感病毒，都是西班牙流感病毒的後代。

他認為，一度被全球矚目的H5N1禽流感病毒，和西班牙流感病毒沒有血緣關係，因此只能偶然感染人，但不能在人群中流行。

二〇〇九年的豬流感，則是西班牙流感病毒的後代，所以能夠在人群中流行。

在陶本伯格眼中，從一九一八年西班牙流感開始，人類就進入了流感瘟疫時代。

三十多年前，基爾伯恩根據第二次世界大戰之後全球流感流行的情況，總結出每十一年一次大流行的規律，並預測下一次大流行會發生在一九七九年。這個預測被證明是錯誤的，他的計算方法也是錯誤的，錯在他誤解了流感全球大流行的概念。

一九七七年至一九七八年確實出現了被稱為俄羅斯流感的流感流行，但相對來說，這是一場局部流行。所謂的全球流感流行要符合兩個條件，一是很快傳遍全球，二是殺人以百萬計。到目前為止，只有一八九〇年至一八九一年，一九一八年至一九一九年，一九五七年至一九五八年和一九六八年至一九六九年這四次可以被稱為全球性流感大流行，一九四六年和一九七七年的流感流行達不到這個標準。

國際上對於流感流行的分級是按患者的死亡率計算的，小於千分之一為一級，普通的流感流行都屬於這一級；在千分之一到千分之五之間，為二級，一九五七年亞洲流感和一九六八年香港流感這兩次全球性流感大流行都屬於這一級；在千分之五到百分之一之間，為三級；在百分之一到百分之二之間，為四級，目前三級和四級的流感大流行尚未出現過；患者死亡率在百分之二以上為最高級五級，西班牙流感屬於這一級。

西班牙流感之下，隔了兩級才輪到其他兩次全球性流感大流行，足以證明西班牙大流感的威力。

美國官方預測，在沒有干預的情況下，按百分之三十的人口感染率來計算，發生二級大流行，美國會死九萬到四十五萬人，發生三級大流行，則死四十五萬到九十萬人，發生四級大流行，會死九十萬到一百八十萬人，如果發生西班牙流感那樣的流行的話，最低死亡人數是一百八十萬人，沒有上限。

如果以同樣的計算方法來預測全球死亡人數的話，最低死亡人數是四千萬，同樣沒有上限。現在世界人口是一九一八年的三・七倍，根據西班牙流感最保守的兩千萬死亡人數來計算，得出來的數字是七千四百萬。專家進行了核算，得出的數字是六千兩百萬。但是，如果按近年來趨於一致的西班牙流感死亡人數在五千萬到一億這一結論來推算，下一次類似的大瘟疫全球死亡人數會在一・八億到三・七億人之間。

這恐怕是除了核戰爭之外，最殘忍的預測。

如此冰冷而又殘酷的數字，看得人不禁發問：真有這個可能嗎？

二〇〇五年，福奇在接受NBC電視臺的採訪時，對類似西班牙流感的大瘟疫再次出現的預測是在十五年到二十年之內，也就是在二〇二〇年或二〇二五年之前。

如果預測失準呢？

福奇回答：遲早會發生。

福奇預測的根據是，從一八三六年開始，流感開始了在全球性的流行。流感流行的趨勢是先年年小流行，過一段時間後出現一次全球大流行。人類歷史上的五次大流行，也就是流感流行二級以上的流行分別為一八三六年大流感、一八九〇年至一八九一年大流感、一九一八年至一九一九年西班牙流感、一九五七年至一九五八年亞洲流感和一九六八年至一九六九年香港流感。

這五次流感大流行，第一次和第二次間隔五十四年，第二次和第三次間隔十八年，第三次和第四次間隔三十九年，第四次和第五次間隔十一年，也就是一次長間隔、一次短間隔、再一次長間隔。按這個規律，第六次大流行應該是上一次大流行之後的半個世紀左右，也就是今後的十年到十五年之間。

二〇一八年，是西班牙流感後的第一百年，從二〇〇九年開始的十個春天的任何一個，都有可能是大流感的肆虐之年。

這就是人類的宿命。

傳播方式：

目前尚無足夠證據確立新型 A 型流感的傳染途徑。一般來說，新型 A 型流感病毒會存在於受感染動物的呼吸道飛沫顆粒及排泄物中，人類主要是透過吸入及接觸病毒顆粒或受汙染的物體 / 環境等途徑而感染。

潛伏期：

依現有人類確定病例之流行病學研究結果，大多數新型 A 型流感病例的潛伏期在 1~10 日之間，且不同亞型之流感病毒可能有差異。目前我國採用 10 日作為估計之潛伏期上限。

發病症狀：

重症病例的臨床表現多為早期出現發燒、咳嗽及呼吸短促等急性呼吸道感染症狀，而後快速進展為嚴重肺炎，可能併發急性呼吸窘迫症候群、敗血性休克及多重器官衰竭而死亡，輕症病例的臨床表現則包括結膜炎以及類流感症狀等。

預防方法：

1. 勤洗手，雙手避免任意碰觸眼、鼻、口等黏膜。

新型 A 型流感

第五類法定傳染病
主要傳染途徑—空氣或飛沫傳染

新型 A 型流感（Novel Influenza A Virus Infections）係指除了每年週期性於人類間流行的季節性流感（A/H1N1 及 A/H3N2）以外，偶發出現感染人類的其他 A 型流感亞型。不同亞型流感病毒對人類的感染力及所造成疾病嚴重度不盡相同，目前曾造成人類嚴重疾病的亞型包括於 1997 年首次出現的 H5N1 流感，以及 2013 年發現的 H7N9 流感，其致死率分別約為 60% 及 30%。亦有些亞型感染人類後僅引發輕微症狀或無症狀，例如 H7N3 流感及 H9N2 流感等。重症病例的臨床表現多為早期出現發燒、咳嗽及呼吸短促等急性呼吸道感染症狀，而後快速進展為嚴重肺炎，可能併發急性呼吸窘迫症候群、敗血性休克及多重器官衰竭而死亡，輕症病例的臨床表現則包括結膜炎以及類流感症狀等。

資料來源：衛生福利部疾病管制署 http://www.cdc.gov.tw/

2. 保持空氣流通，咳嗽、打噴嚏需遮掩口鼻，若出現發燒、咳嗽、喉嚨痛等呼吸道症狀，應戴口罩並就醫，儘量不上班、不上課。

3. 避免接觸禽鳥及其分泌物，若不慎接觸，應馬上以肥皂澈底清潔雙手。

4. 禽肉及蛋類澈底煮熟。

5. 料理生鮮禽畜肉品及蛋類後立即洗手，刀具、砧板也要澈底清洗後才能再度使用。

6. 不要購買或飼養來源不明或走私的禽鳥。

7. 非必要或無防護下，避免到生禽宰殺處所、養禽場及活禽市場。

8. 禽畜業工作者於作業過程時，應穿戴個人防護設施，工作後，應做好清消工作。

9. 一般民眾平時應養成良好個人衛生習慣、注意飲食均衡、適當運動及休息，維護身體健康。

10. 有禽鳥接觸史、流行地區旅遊史的民眾，若出現發燒、喉嚨痛、咳嗽、結膜炎等症狀，請戴口罩儘速就醫，並主動告知接觸史、工作內容及旅遊史等。

11. 口罩是居家常備保健物品，宜適量準備。

死亡者多見於老年人，以及患有心、肺、腎臟及代謝性疾病，貧血或免疫功能不全者。

定期接種流感疫苗，是預防流感併發症最有效的方式。

由於接種流感疫苗的保護效果於 6 個月後會逐漸下降，且每年流行的病毒株可能不同，建議應每年接種流感疫苗，以獲得足夠保護力。

傳播方式：

流感的傳染途徑，主要是透過感染者咳嗽或打噴嚏所產生的飛沫將病毒傳播給其他人，尤其在密閉空間，由於空氣不流通，更容易造成病毒傳播。另外，因為流感病毒可在低溫潮濕的環境中存活數小時，故可短暫存活於物體表面，所以也可經由接觸傳染，如手接觸到污染物表面上的口沫或鼻涕等黏液，再碰觸自己的口、鼻或眼睛而感染。

由於流感病毒是經由飛沫及接觸傳染，可於人潮擁擠處快速傳播，亦容易隨著旅遊及經貿、社交等活動，而加速疾病散播。以我國農曆春節為例，每年 1-2 月因逢流感流行高峰期間，返鄉人潮南來北往，疫情也可能隨著感染者的活動而擴散至各處，因此，應多加留意與預防。

流感

流感為急性病毒性呼吸道疾病，主要致病原為流感病毒，常引起發燒、頭痛、肌肉痛、疲倦、流鼻涕、喉嚨痛以及咳嗽等，但通常均在 2 ～ 7 天內會康復。流感病毒可分為 A、B、C 三種型別，其中只有 A 型及 B 型可以引起季節性流行。台灣主要流行的季節性流感病毒有 A 型流感病毒的 H3N2 亞型與 H1N1 亞型，以及 B 型流感病毒等 3 類。

臨床上所謂的感冒、喉炎、支氣管炎、病毒性肺炎以及無法區分之急性呼吸道疾患均有可能為感染流感病毒所引起。而估計每年流行時，約有 10％受感染的人有噁心、嘔吐以及腹瀉等腸胃道症狀伴隨呼吸道症狀而來。

流感之重要性在於其爆發流行快速、散播範圍廣泛以及併發症嚴重，尤其是細菌性及病毒性肺炎。爆發流行時，重症及

2.2 咳嗽或打噴嚏後更應立即洗手

2.3 不要用手直接碰觸眼睛、鼻子和嘴巴

3. 注意呼吸道衛生及咳嗽禮節

3.1 有呼吸道症狀時戴口罩，當口罩沾到口鼻分泌物時立即更換

3.2 打噴嚏時，應用面紙或手帕遮住口鼻，或用衣袖代替

3.3 有呼吸道症狀，與他人交談時，儘可能保持適當距離

4. 生病時在家休養

4.1 有流感症狀立即就醫，並依醫囑服用藥物

4.2 在家中休養，儘量不上班、不上課，並避免搭乘大眾運輸交通工具

5. 流感流行期間，減少出入公共場所或人多擁擠地方

6. 保持室內空氣流通，降低病毒傳播機會

7. 注意飲食均衡、適當運動及休息，以維護身體健康

資料來源：衛生福利部疾病管制署 http://www.cdc.gov.tw/

潛伏期：

典型流感的潛伏期約 1 ～ 4 天，一般為 2 天。

罹患流感的人，在發病前 1 天至症狀出現後的 3-7 天都可能會傳染給別人，而幼童的傳播期甚至可長達數十天。

發病症狀：

感染流感後主要症狀為發燒、頭痛、肌肉痛、疲倦、流鼻涕、喉嚨痛及咳嗽等，部分患者伴有腹瀉、嘔吐等症狀。

多數患者在發病後會自行痊癒，少數患者可能出現嚴重併發症，常見為病毒性肺炎及細菌性肺炎，另外還包括中耳炎、腦炎、心包膜炎及其他嚴重之繼發性感染等。高危險族群包括老年人、嬰幼兒及患有心、肺、腎臟及代謝性疾病等慢性疾病患者，或免疫功能不全者。

預防方法：

1. 預防流感最有效的方法就是按時接種流感疫苗。
2. 維持手部清潔
   2.1 勤洗手

傳播方式：

SARS 是經由近距離飛沫傳染，包括：吸入病人的飛沫或體液，以及接觸到病患分泌物或帶菌的體液而傳染。

潛伏期：

ARS 潛伏期從 2 至 7 天不等，最長可達 10 天以上。

發病症狀：

SSARS 主要症狀為：突然發燒（>38℃）、咳嗽、呼吸急促或呼吸困難、胸部 X 光發現肺部病變。其他症狀為：頭痛、肌肉酸痛、倦怠、 腹瀉等。

預防方法：

1. 維持良好的個人及環境衛生。
2. 保持經常量體溫的健康好習慣。
3. 保持室內空氣流通，避免長期處於密閉空間內。
4. 保持雙手清潔，並用正確的方法洗手。
5. 病患應遵循呼吸道衛生與咳嗽禮節。
6. 避免到人群聚集或空氣不流通的場所。
7. 出現呼吸道症狀且發燒≧ 38℃時，請立即就醫治療。

重急性呼吸道症候群

第一類法定傳染病

主要傳染途徑—空氣或飛沫傳染

SARS 是由 SARS 病毒所引起的疾病，是在 2003 年新發現的一種冠 病毒，2003 年 4 月 16 日世界衛生組織正式命名為「SARS 病毒」。

SARS 病毒因為是新病毒，所以大眾皆無抗體，其傳播 、毒 、致病 均比一般的呼吸道病毒強，病患可能會發生肺纖維化，甚至引發呼吸衰竭而導致死亡。

世界衛生組織於 2003 年 3 月 15 日公布「嚴重急性呼吸道症候群」名稱，在這之前稱非典型肺炎。感染特點為發生瀰漫性肺炎及呼吸衰竭，因較過去所知病毒、細菌引起的非典型肺炎嚴重，因此命名為嚴重急性呼吸道症候群 (severe acute respiratory syndrome, SARS)。

根據世界衛生組織統計資料，2002 年 11 月 1 日至 2003 年 7 月 31 日間，全球共發現 8,096 例 SARS 可能病例，其中 774 例死亡，主要集中於中國、香港、臺灣、加拿大及新加坡等國家。

資料來源：衛生福利部疾病管制署 http://www.cdc.gov.tw/

配戴口罩時機：

1. 一般民眾有呼吸道症狀或有發燒症狀者：戴一般外科口罩。

2.SARS 個案戴一般外科口罩（隔離並有特殊運送機制下）；SARS 個案家屬 (有近距離接觸) 戴 N-95 口罩。

3. 一般民眾至醫院看病或探病時，戴一般外科口罩。

國家圖書館出版品預行編目 (CIP) 資料

微戰爭：對決瘧疾、愛滋病、流感 / 王哲著 . -- 第二版 . -- 新北市：風格司藝術創作坊, 2020. 03
面；　公分
ISBN 978-957-8697-75-1(平裝)

1. 傳染性疾病

415.23　　109001495

對決瘧疾、愛滋病、流感

作　　者：王　哲
責任編輯：苗　龍

發　　行：知書房出版
出　　版：風格司藝術創作坊
235 新北市中和區連勝街 28 號 1 樓
電　　話：(02) 8245-8890

總 經 銷：紅螞蟻圖書有限公司
台北市內湖區舊宗路二段 121 巷 19 號
電　　話：(02) 2795-3656
傳　　真：(02) 2795-4100
http://www.e-redant.com

出版日期：2020 年 3 月　第二版第一刷
訂　　價：320 元

本書如有缺頁、製幀錯誤，請寄回更換
《微戰爭—對決瘧疾、愛滋病、流感》原著版權所有 ©2014 陝西人民出版社有限責任公司
Chinese translation Copyright © 2020 by Knowledge House Press
ALL RIGHTS RESERVED
ISBN　978-957-8697-75-1　　Printed inTaiwan

Knowledge House & Walnut Tree Publishing

Knowledge House & Walnut Tree Publishing

190308